疾控科普系列

"三区三州"健康促进科普丛书

大骨节病

孙殿军 主编

国家卫生健康委员会疾病预防控制局 组织编写

人民卫生出版社

编 者 名 单

前 言

大骨节病 (Kaschin-Beck disease, KBD) 是一种骨关节病,病变发生于生长发育期儿童的四肢骺软骨和骺板软骨,患者的临床体征为多发、对称性的手指关节增粗和短指(趾)畸形,严重者伴有矮小畸形,终生残疾。

大骨节病流行具有明显的地域性,仅分布于中国和俄罗斯(前苏联西伯利亚地区)。在我国,本病分布在黑龙江、吉林、辽宁、河北、北京、山东、河南、内蒙古、山西、陕西、甘肃、青海、四川、西藏 14 个省(直辖市、自治区)的 375 个病区县(区、旗),覆盖人口约 1.05 亿。发病人群主要为儿童,成人新发病例甚少,病情严重者终生受病痛困扰。

20 世纪 60 ~ 80 年代中期,大骨节病曾在我国流行严重,在高发病地区,儿童大骨节病 X 线检出率最高超过 90%,导致病区劳动人口急剧下降,经济发展受到严重影响。虽然,大骨节病的病因目前仍不明确,但经过流行病学调查研究,查清了大骨节病致病因子的传播途径。我国采取以"换粮"为核心的大骨节病综合防治措施,阻断致病因子进入人体的途径,这取得了显著的防治效果。目前,全国绝大多数大骨节病区已达到消除水平。但大骨节病防治仍然面临众多亟待解决的问题,如高发年代患病的大量成人患者亟须救治；个别地区仍有儿童新发病例等。此外，大骨节病是一种典型的地方病，只要滋生致病因子的环境因素存在，病情随时有可能死灰复燃。因此，大骨节病防治工作仍不能松懈，应继续有效落实防治措施，巩固来之不易的防治成果。

2018年12月，为贯彻落实党中央、国务院关于打赢脱贫攻坚战三年行动的决策部署，国家卫生健康委启动健康扶贫攻坚六大行动计划，地方病防控和健康教育促进是健康扶贫行动的重要工作内容之一。我国大骨节病重病区基本上分布在贫困、偏远农村，往往越贫困，病情越重，是群众因病致贫、因病返贫的重要原因。值此脱贫攻坚关键时期，大骨节病防治工作又承担起新的历史使命。

本手册分为认知篇、预防篇、治疗和康复篇三个部分，采用一问一答的形式，配合生动形象的漫画，用通俗易懂的语言，向读者介绍了大骨节病的防治历史、发病因素、流行特征、临床症状、预防措施、治疗方法和康复保健等知识，希望帮助读者全面认识大骨节病，了解基本防病知识，科学合理选择治疗方法，增强自我保健意识和康复能力，防止因病致（返）贫，助力健康扶贫目标如期实现。

限于水平，尤其将专业知识科普化的经验不足，加之编写时间仓促，本书难免存在不妥之处，恳请读者谅解，并提出宝贵的改正意见。

孙殿军

2019 年 4 月 15 日

目 录

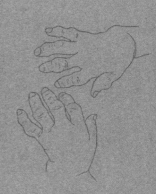

认
知
篇

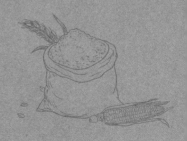

治疗和康复篇

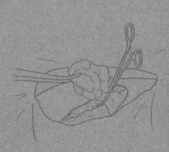

附

件

110 大骨节病防治健康教育核心信息

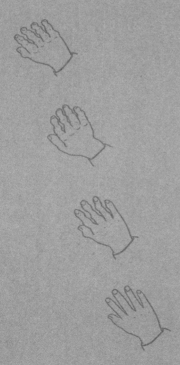

认知篇

1. 什么是大骨节病

大骨节病是一种地方病。它是以发育中儿童四肢关节透明软骨的变性、坏死以及继发性骨关节病为主要病变特征的地方性、多发性、慢性变形性骨关节病。主要侵犯儿童和青少年，严重者身材矮小畸形、终生残疾。我国学者根据患者关节增粗变形的临床特征，将其命名为"大骨节病"。

2. 国际上是如何命名大骨节病

Kashin-Beck disease 是大骨节病的国际通用英文名称。

在国际上，大骨节病最初是由沙皇俄国界标师尤林斯基发现并报告的。尤林斯基在远东贝加尔湖地区乌洛夫河流域看到一些畸形的矮人，1849 年他在沙皇俄国的《自由经济论文集》中首次进行了报告，指出"这种畸形患者在 20 岁甚至更早便在身体的一些部位出现赘瘤样的东西，手和脚似乎离开原来的位置，关节呈现半圆形，以致患者难以移动手脚和从事工作"。因其多见于乌洛夫河流域，故在沙皇俄国最早称其为"乌洛夫病"。

1854 年，沙皇俄国哥萨克第一步兵旅军医卡辛

（Kashin）到病区对这种病做了调查研究。1861 年他在报告中指出，这种病与甲状腺肿发生在一起，是甲状腺肿的合并症。40 年后，1901—1902 年哥萨克军医贝克（Beck）夫妇俩对这种病进行了比较详细的调查，并断定这是一种独立的疾病。

为了纪念卡辛和贝克夫妇对大骨节病研究所做的贡献，1906 年始，在国际上，将这种病称为卡辛 – 贝克氏病（Kashin–Beck disease）。

3. 我国大骨节病还有哪些俗称

大骨节病在我国民间的称呼还有"柳拐子病""水土病""算盘指病""矮人病"和"骨节风"。

这些俗称来自于不同病区省份，如西北地区的人们习惯称呼大骨节病为"柳拐子病"和"水土病"，四川省一些地方称其为"骨节风"，在东北则称其为"算盘指病"和"矮人病"。

它们虽然在文字表述上不同，但都形象地描述了大骨节病的流行特点、临床体征以及可疑致病因子。例如陕西的谚语"喝了柳根水，粗了脖子拐了腿""南山多瘿，北山多拐"，既反映了"柳拐子"病与特定的环境有关，即具有地方性，又生动地描绘了大骨节病晚期病例的肢体畸形犹如病区种植柳树形状;"算盘指病"则形象地呈现了大骨节病手指关节多发性、对称性增粗的典型临床体征,而"矮人病"则描述了大骨节病重度患者由于骨骼发育畸形而导致的肢体短小;"水土病"则是病区群众及调查人员认为大骨节病是由于当地水和土质不好所致,故命名之;而"骨节风"则是由于大骨节病发生与气候有一定关系,临床症状又与"骨节风"类似,因此,病区的中医和民间医生依据其中医中药和民间医学经验,认为大骨节病属于"骨节风"一类的疾病。

1956 年 3 月,原卫生部成立中苏大骨节病调查研究队,考察后认为东北"大骨节病"、西北"柳拐子病"与前苏联的"乌洛夫病"是同一种疾病。

4. 大骨节病对健康危害有哪些

"手指头不长、骨节粗,个子不高、胳膊弯""大脚跟,鼓脚心,挎筐胳膊拧腔锤"是形容典型大骨节病患者体貌的顺口溜,也形象地描绘了大骨节病的健康危害。

大骨节病是一种全身性疾病,主要病变部位是骨关节。轻者仅累及手、腕或足、踝,稍重可累及肘、膝,重者可累及肩、髋、脊柱等关节。受累关节呈多发性、对称性,持重侧较重,病变关节常伴有肌肉萎缩。

患者的掌指关节骨性增粗,大、小鱼际肌萎缩,严重者有半脱位现象,第一掌指关节多呈外展、屈曲受限,握拳时指尖不能触及掌横纹,造成持物困难。严重患者手指短小,歪斜、弯曲,指末节背侧隆起;腕部短而扁,或短而方,活动范围明显减少。

当肘关节受累时,关节除粗大变形外,常表现出明显地曲性弯曲,呈现前面所说的"挎筐的胳膊"。当肩关节也受累时,患者用手从脑后摸不到对侧的耳朵,甚至洗脸洗不到前额,吃饭吃不到嘴边。

当下肢关节发生病变时,患者鼓脚心,踝关节粗大变形。膝关节增粗,常同时有内翻或外翻变形,出现 X 形腿或 O 形腿。

当髋关节和椎间关节也受累时,患者下蹲困难,走路时胸部前凸,左右摇摆或瘸拐,好像鸭子走路,被称为"鸭步"。

晚期重症患者常因关节内软骨的剥脱,形成关节内游离体,即所谓的"关节鼠",当关节鼠卡在关节之间时,出现关节绞索,动则疼痛难忍。

发病年龄较小的重症患者,成年后身材矮小,上下身比例失调,严重者身高不足 1 米。大骨节病基本不影响智力,不影响寿命,亦不影响生育,但是,一些严重的女性患者,由于骨盆狭窄,造成难产的并不少见。

5. 大骨节病有哪些体征

多发对称性关节增粗是大骨节病典型体征，严重者可有短指（趾）畸形和身材矮小等体征。

（1）手指关节：双手指间关节多发性增粗是诊断 I 度大骨节病首选的常见指征，且关节增粗、变形不伴有发红、发热和渗出肿胀，不同于一般炎症。

患者双手指间关节增粗，以 2、3、4 指第一指间关节明显，双侧对称，但以持重侧较为严重；大骨节病指间关节增粗与多见于强劳动者的指节粗大属于完全不同的两种类型，前者的增粗多数呈算盘珠样、蛇头样，表现为不自然、有棱角的"突然"变形，而后者的粗大则是均匀的纺锤样、逐渐地变粗，表现为有力的自然状态。

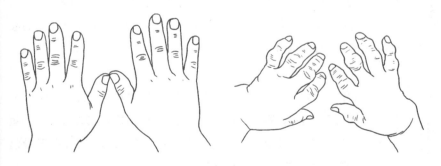

图1　正常人与大骨节病患者双手体征示意图
（左图为正常成人双手，右图为大骨节病患者双手）

（2）短指（趾）畸形：手指指节和脚趾节严重缩短，表现为短指（趾）畸形。

（3）身材矮小：严重的大骨节病患者全身骨关节软骨发育障碍，四肢长骨缩短，身材矮小。

（4）全身关节：各关节粗大、变形，可有不同程度地屈伸困难。

（5）关节摩擦音：指、踝、膝关节可出现摩擦音。

（6）肌肉萎缩：四肢肌肉可有不同程度萎缩。

6. 大骨节病有哪些早期症状

大骨节病早期症状和体征均无显著特征。

大骨节病发病缓慢，近半数的患者是在不知不觉中变为大骨节患者的。发病后的病程长，少则三五个月，多则数年、数十年，出现四肢关节的增粗、变形。

多数患者发病初期没有明显自觉症状，指（趾）关节或腕、肘、膝及踝关节在不知不觉中悄然增粗或弯曲。部分患者发病初期会感到虚弱、疲乏、食欲不振，且肌肉酸麻，四肢有蚁走感、麻木等异常感觉，早晨起床后四肢关节发紧，运动不灵活或有轻微疼痛。

7. 为什么儿童和青少年易得大骨节病

这个问题要从骨骼是怎样生长发育的说起。简单说，人体绝大多数骨头都是由软骨产生的。由软骨变成骨，医学上叫作"软骨内化骨"。人类靠着这种软骨内化骨产生骨骼，而且使骨的长径不断增加，四肢变长，个子长高。靠近关节的地方有一块主宰软骨化骨的软骨，叫骺板软骨。正处于生长发育期的少年儿童，软骨内化骨最活跃的地方是骺板软骨和关节软骨。

而大骨节病致病因子具有特异性损害软骨内化骨的特点，所以处于骨骼发育期的儿童最易遭到打击。儿童软骨内化骨过程遭到破坏，骨骼的发育随之遇到障碍。骺板软骨损伤后可引起肢体的生长障碍，导致肢体短缩或关节畸形，从而呈现出各种大骨节病典型临床表现。

8. 大骨节病在我国发现有多少年了

到目前为止，能追溯到的我国最早关于大骨节病的文字记载是明崇祯十七年（1644 年）山西省的《安泽县志》"每患沉溺重腿之疾，手、足、踝关节大、腿蹒跚。"，至今已有 375 年。该县是我国大骨节病历史重病区。

清光绪三十四年（1908 年），时任吉奉勘界委员及添设长白府治安图调查员刘建封（1865—1952 年）编著的《长白山江岗志略》中也有类似大骨节病的记载。他在书中描述说，许多生活在长白山山区的儿童，包括 15 ~ 16 岁以下的男孩和女孩，都出现了短指和足部畸形，手指关节活动受限，下肢也出现了类似的异常。

关于大骨节病最可靠的文献报道是洪宝源（1934年）关于"张风书在东北沈吉、长图铁路沿线发现有大骨节病患者，称这种疾病为"大骨节病"，意为"大骨病"，并认为它与前苏联的"乌洛夫病"是同一种疾病"的报告。

9. 大骨节病严重程度如何划分

大骨节病是多关节对称性发生的畸形性骨关节病。关节变形是大骨节病的根本特征，指（趾）、肢体、躯体的不同程度的关节变形是划分大骨节病严重程度的主要根据。

按照临床症状和体征由轻到重的顺序将大骨节病分为 3 度，即Ⅰ度、Ⅱ度和Ⅲ度，Ⅰ度为手指关节增粗；Ⅱ度为短指（趾）畸形；Ⅲ度为矮小畸形。

（1）Ⅰ度大骨节病的临床表现：指间关节增粗，以2、3、4第一指间关节明显，双侧对称；各关节可有轻度的屈、伸困难；指、踝、膝关节可出现摩擦音；四肢肌肉可有轻度萎缩，特点是指关节增粗。

（2）Ⅱ度大骨节病的临床表现：手指屈曲困难，握拳指尖触不到手心；腕、肘、膝、踝关节运动可有明显困难；肘关节可有屈曲性挛缩，旋前、旋后可有明显障碍；扁平足、可有下蹲困难；四肢肌肉明显萎缩，劳动能力显著下降。Ⅱ度病例的体征和四肢关节X线改变均较Ⅰ度严重，最主要的指征是两手对称性短指畸形。

（3）Ⅲ度大骨节病的临床表现：四肢肌肉挛缩严重；各关节运动障碍，走路呈"鸭子步"；劳动能力部分丧失或完全丧失，终身残疾，体征上短指畸形伴身材矮小。Ⅲ度大骨节病表现为短指、短肢、脊柱弯曲、椎体变窄等多关节部位的畸形，发病年龄越早越严重。

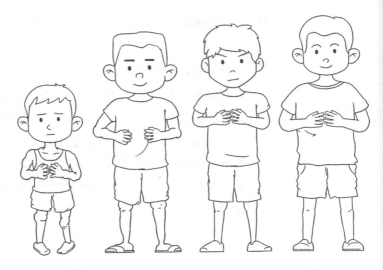

图 2　正常儿童和大骨节病儿童患者体征示意图
（从左到右，依次为Ⅲ度儿童大骨节病患者、Ⅱ度儿童大骨节病患者、Ⅰ度儿童大骨节病患者和正常儿童）

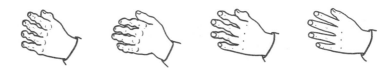

图 3　正常儿童和大骨节病儿童患者手部体征示意图
（从左到右，依次为Ⅲ度儿童大骨节病患者、Ⅱ度儿童大骨节病患者、Ⅰ度儿童大骨节病患者和正常儿童）

10. 关节增粗就是大骨节病吗

大骨节病是一种较特别的骨关节病,特点就是关节骨性增粗。但是,关节增粗不一定就是大骨节病,因为许多种关节病都可以出现关节增粗的临床改变,例如退行性骨关节病、继发性骨关节炎、关节软骨剥离性骨软骨炎、类风湿性关节炎、痛风、佝偻病等。因此,不要一看到关节增粗的患者就认为是大骨节病。

11. 大骨节病关节都增粗吗

有些大骨节病患者的指间关节和膝关节并不增粗，只出现踝关节的病变，这样的患者被称为非典型大骨节病病例。

医学上有一种叫作"骺板软骨"的软骨，它能够使骨骼不断增长，胳膊腿变长，个子长高。当人体到一定年龄，通常是女孩 13～15 岁，男孩 14～16 岁的时候，干骺骨骺闭合，身高基本不再增长。在干骺骨骺闭合之前，如果人体遭受大骨节病致病因子的打击，则会出现指间关节增粗、短指畸形和短肢畸形。当干骺骨骺闭合以后，即使人体再遭受致病因子的打击，也不会再出现上述的症状，此种病例即为非典型病例。非典型患者的诊断，需要拍 X 线片，依据 X 线影像改变的 2 个特征，即跟骨缩短和距骨塌陷，再结合病史，仍然可以做出大骨节病的正确诊断。

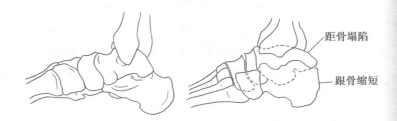

图 4　踝关节距骨塌陷和跟骨缩短示意图
（左图为正常人踝关节，右图为大骨节病患者踝关节。虚线所示为正常距骨结构）

12. 大骨节病会致残吗

大骨节病是一种致残性骨关节病,严重危害儿童少年正常生长发育,可以导致患者终生残疾。

大骨节病的病理本质是软骨组织原发性的变性、萎缩和坏死,及其继发的应激性、修复性改变而导致的软骨内成骨障碍和随后的畸形性骨关节病。

大骨节病侵犯多部位关节,尤其是四肢关节。开始见于手部关节(手指、掌指关节、腕关节)和足部关节(足趾关节、踝关节),然后是肘关节和膝关节,最后是肩、髋、脊椎等关节。大骨节病引起这些关节的疼痛、增粗、变形甚至畸形,严重时出现短指、短肢畸形,更严重时引起身体矮小,终生成为半残疾、残疾。

大骨节病患者关节增粗、关节畸形、关节疼痛和僵硬、肌肉萎缩、肌力下降,多关节受累,关节活动受限,关节功能障碍,使患者的运动系统功能下降,无法正常活动和运动,不能持重和负重,所以该病可造成劳动生产能力全部或部分丧失,也使生活能力明显下降。

13. 现在得大骨节病的人多吗

大骨节病主要发生于儿童。全国大骨节病监测表明,近 10 年,除西藏外,其余 12 个病区省份均无新发临床病例。

现存的成人大骨节病患者约有 17.0 万,年龄多在 40 岁以上,在西藏、四川和内蒙古等省(自治区)仍有年龄低于 30 岁的患者。现存的成人大骨节病患者,大部分是 20 世纪 50~80 年代中期我国大骨节病严重流行时罹患大骨节病的儿童。在儿童新发病例已控制的情况下,做好成人大骨节病现症患者的帮扶救治是目前我国大骨节病防治工作的重点内容之一。

14. 大骨节病有过大流行吗

20 世纪 50～80 年代中期,大骨节病在我国不仅流行范围较广泛,而且病情严重,以村为单位的儿童大骨节病检出率最高可达 90%。

我国大骨节病的研究始于 20 世纪 50 年代,最早记载的儿童大骨节病病情资料是辽宁省的文治沟、陕西省的吴店和吉林省的抚松,检出率依次为 47.6%（1956 年）、47.3%（1957 年）和 19.2%（1958 年）。其后,我国各省区地方病防治研究机构相继成立,并做了大量的病情调查工作,现就具有代表性的重病区做回顾,可揭示大骨节病大流行的历史。

20 世纪 60～70 年代,多数病区患病率明显上升,以陕西省和黑龙江省尤为突出。例如,陕西省吴店从 1957—1966 年的儿童 X 线检出率逐年为 47.3%、50.9%、52.3%、48.8%、47.4%、38.2%、65.1%、81.3%、84.6% 和 94.6%。

20 世纪 70～80 年代,全国多数病区仍然维持在一个高位的流行水平上,主要是黑龙江、陕西、甘肃和四川省的阿坝。例如,黑龙江省的虎林富胜从 1976—1982 年的 X 线检出率逐年为 74.67%、71.21%、68.25%、85.71%、49.21%、61.54% 和 31.71%;

20 世纪 80~90 年代全国病情迅速下降,以黑龙江省尚志县病区为例,儿童 X 线检出率自 1979—1988 年依次为 71.4%、71.2%、76.7%、71.1%、71.2%、66.1%、33.7%、23.4%、19.0% 和 15.1%。

这些数据可以证明,从 20 世纪 60 代初到 80 年代中期,大骨节病在我国曾流行了近 30 年,导致病区劳动人口急剧下降,经济发展严重受到影响。

15. 大骨节病以后还有可能流行吗

大骨节病作为一种典型的地方病,其发生与病区的自然环境和社会生产生活方式密切相关,其中包括暂时人力还难以驾驭的因素,例如洪涝、霜冻等自然灾害。如果没有大的社会变革或自然灾害发生,在中国不会再出现大骨节病的流行,但不排除有个别病区存在病情反弹的可能性,也不排除出现个别重症病例的可能性。

从我国大骨节病的流行历史变化趋势来看,它的流行与环境和生产生活方式以及文化经济落后有关,而它的消退、控制与消除又与社会的巨大变革紧密相连。我国的大骨节病病情正是在人民收入增长、生活水平提高、饮食结构改变的过程中,自 20 世纪 80 年代末开始下降、消退。

2000 年以来，我国东、中部地区（黑龙江、吉林、辽宁、山东、山西、河北和河南省）儿童病情已持续达到控制水平，西部地区（内蒙古、陕西、甘肃、四川、西藏和青海省）儿童病情也呈逐年下降趋势。

2015 年，《全国地方病防治"十二五"规划》终期评估结果显示，我国 95.4% 的病区村已达到消除水平。

病区群众生活水平的提高、膳食结构的变化是大骨节病病情得到有效控制的主要原因。当病区村（屯）的经济、文化水平赶上当地城镇水平，大骨节病理应绝迹。随着社会的变革、进步、发展与繁荣，展望未来，我国的大骨节病必会持续消除。

但是，大骨节病是一种地方病，只要那些特殊自然环境因素仍然存在，继续滋生大骨节病的基础、土壤便不能彻底根除。鉴于大骨节病发生的环境特性，决定了大骨节病防治工作的长期性、艰巨性和复杂性。我们不能放松警惕，已经实现基本消除大骨节病的地区仍需心存忧患意识，尚需认真贯彻"预防为主"方针，加强健康教育宣传，提高人民群众防病知识的普及率，努力落实阻断病因进入人体途径的防治措施，防止大骨节病病情死灰复燃。

16. 世界上哪些国家有大骨节病

大骨节病分布具有明显的地域性,世界范围内主要分布于中国和俄罗斯(前苏联西伯利亚地区)。根据大骨节病地域分布特点,学者推测朝鲜北部少数地方也可能有大骨节病,但未见确切报道。

据材料记载,在北欧、非洲也存在类似大骨节病的骨关节病,甚至有报道认为在瑞典、日本和越南等国亦有本病流行的问题,随后被澄清事实并非如此。

例如,日本卫生福利部对日本大骨节病的发病率进行了全国性的调查,他们发现 1984—1997 年日本报告的大埔个案中,平均每年报告 1~5 例。女性和男性的病例数没有显著差异。从种族上讲,他们都是日本人,第二次世界大战期间在黑龙江省出生,并在那里长大,只有一个人是在辽宁省长大的。他们在这些省份的病区生活了 50~60 年,之后返回日本。这一事实清楚地表明,日本的大骨节病患者并不是"原产"于日本,而是由我国大骨节病病区"输入"。最终,他们的结论是,除了少数在中国东北地区长大后移居日本的患者外,在日本没有发现大骨节病病例。

17. 我国哪些省份有大骨节病

大骨节病主要分布在我国境内的从东北到川藏的狭长地带,包括黑龙江、吉林、辽宁、北京、河北、山东、河南、内蒙古、山西、陕西、甘肃、四川、青海和西藏 14 个省(直辖市、自治区)。

1985 年,北京市大骨节病重病区村实行了整体搬迁,1991 年病区学生集中到寄宿制学校就读。随着农村经济体制改革的不断深化,病区产业结构发生了巨大的变化,综合经济能力得到了极大的提升,1998 年以后再未出现新病例,2011 年通过了消除考核验收评估,北京不再作为大骨节病病区对待。

2017 年度全国各省份大骨节病病区县分布统计数据显示,目前我国共有大骨节病病区县 379 个,病区县个数从高到低依次为,黑龙江 80 个、陕西 62 个、西藏 54 个、吉林 40 个、甘肃 37 个、山西 35 个、四川 32 个、内蒙古 18 个、河北 7 个、辽宁 5 个、河南 5 个、青海 3 个和山东 1 个。

18. 大骨节病病区如何判定

大骨节病病区的判定是以当地有发病的典型病例为依据,以自然村(屯)为单位,同时具备下列两条者,即判定为病区:

(1)当地居民临床Ⅰ度及其以上患病率>5%,构成流行。

(2)7~12岁儿童手部X线片有多发性、对称性骨端改变的病例。

注:典型病例指在现住地发生的临床Ⅰ度及其以上的病例,或儿童少年手部X线片有多发性、对称性骨端改变的病例。

临床Ⅰ度是仅掌指骨出现多发性、对称性指关节增粗为主要特征的大骨节病临床分期。

19. 大骨节病轻、中、重病区如何界定

大骨节病轻病区、中病区和重病区是根据病区病情严重程度划分的。

当地居民临床Ⅰ度及其以上患病率或 7~12 岁儿童 X 线检出率≤10%,为轻病区。

若当地居民临床Ⅰ度及其以上患病率或 7~12 岁儿童 X 线检出率>10% 且≤20%,则为中病区。

若当地居民临床Ⅰ度及其以上患病率或 7~12 岁儿童 X 线检出率>20%,则为重病区。

20. 如何区分大骨节病新病区和历史病区

大骨节病新病区和历史病区是根据典型病例的年龄分布来界定的,均以自然村(屯)为单位。

(1)新病区:当地人群历史上无典型病例发生。现患Ⅰ度大骨节病及其以上病例全部在 20 岁以下人群中,经流行病学调查、临床普查和 X 线检查,符合本病流行特征,具备判定病区条件者,可以判定为新病区。

(2)历史病区:当地曾发生过典型病例并被确定为病区。经临床普查,20 岁以下人群中无Ⅰ度及其以上病例;7~12 岁儿童 X 线检出率<5%,骨端检出率<3%,且无干骺端"++"改变的病例,也无干骺早闭及三联征的病例。

注:干骺端"++":手部 X 线检查时,指骨干骺端先期钙化带的各种形态凹陷并伴有硬化,其凹陷深度和硬化增宽的厚度不超过 2.0mm 者判定为"+",超过者判定为"++"。

干骺早闭是指儿童尚未发育成熟骺板软骨,因各种先天与后天原因,出现发育障碍,从而使骺板软骨提前闭合,并由此程度不同地影响骨关节的正常发育,出现骨关节畸形。

大骨节病三联征:大骨节病患儿掌指骨干骺端、骨骺、骨端和腕骨 4 个部位中有 3 个及以上部位出现病变的 X 射线征象。

21. 人们对大骨节病本质的科学认识过程是怎样的

在研究大骨节病病因与发病机制的历史进程中，不同学者从临床、病理学和流行病学等多学科方面，对大骨节病发生的本质提出不同的认识，对临床、鉴别诊断和防治有重要指导意义。

1859—1936年，认为本病是一种慢性、变性、畸形性骨关节炎，反映了大骨节病晚期关节病变的属性。同时认为本病不是炎症，而是营养不良，主要侵犯骨和软骨，致骨发育障碍，是一种地方性畸形性骨关节病。

1943年，前苏联认为本病是一种选择性损害软骨化骨型骨骼食物性镰刀菌中毒症；1968—1975年，认为本病损害干骺与骨骺软骨，是地方性软骨内骨发育不全；世界卫生组织将本病划分为"其他和非特指性关节病"；1970年杨建伯教授初步通过流行病学调查认为大骨节病是典型的地方病，病区之内肯定有特异的致病因子存在；1990—1994年，美国Sokoloff教授认为本病是获得性软骨坏死。

我国莫东旭教授通过进行人类大骨节病与动物骨软骨病的病理学比较研究，认为本病是人类地方性骨软骨病；殷培璞教授从临床学角度认为是地方性慢性骨关节病；钱致中教授从骨与软骨放射学变化特点提出本病由外因性骨代谢或营养障碍所致；我国卫生部将大骨节病定义为地方性变形性骨关节病。2004年国际骨骼疾病分类将大骨节病分类为地方性畸形性骨关节病。

22. 大骨节病的致病危险因素有哪些

自大骨节病被发现以来，大骨节病的发生发展被认为主要与环境有害因素有关，大骨节病的俗称之一就是"水土病"。

研究者先后提出大骨节病可疑致病因素 50 余种，主要涉及放射性物质中毒说、维生素缺乏说、传染中毒说、内分泌失调说、水中铅过量说、铁慢性摄取过剩说、钙缺乏说，真菌中毒理论、生物地理化学学说、水中有机物污染中毒说、自由基机制、环境低温低硒生态效应、病毒感染以及低硒与其他因素的联合致病作用等。

这些因素中既有单一的环境因素也有多种因素的复合，其中有的可能是大骨节病发生的主要危险因素，有的可能是发病相关的辅助因素，多数则随着大骨节病病因学实践认识的深入研究而相继被淘汰。

目前，有一定研究数据支持的大骨节病病因学说有 3 个，包括粮食真菌毒素中毒学说、生物地球化学学说和饮水有机物中毒学说。我国大骨节病的防治实践研究表明，"换粮"的防治效果最为显著，即粮食中的镰刀菌毒素是大骨节病致病因子的依据是最为充分的。

23. 何为粮食真菌毒素中毒学说

粮食真菌毒素污染及其毒素中毒假说认为,病区谷物被某种镰刀菌及其所产生毒素和代谢产物污染并形成耐热的毒性物质,居民因食用含有此种霉菌与毒素的食物而发生大骨节病。

20世纪40年代,前苏联科研人员曾提出大骨节病致病因子是通过病区粮食进入人体的,谷物在收割、脱粒、晾晒、储存过程中被真菌污染,在潮湿的条件下滋生产毒是导致大骨节病的主要途径。

我国学者通过多年现场调查和实验研究,逐步确认了下列基本事实:大骨节病致病因子通过当地产粮食进入人体;不同种类粮食传病作用不同,病区玉米、小麦是主要传递载体,而大米不传;大骨节病表现有明显的年度波浪性,具有生物性或生物毒性疾病特点;病区玉米、小麦可检出较多镰刀菌,但在大米内部极少检出;用病区粮分离的镰刀菌培养物饲养动物,可引起动物骨软骨发生某些类似大骨节病的病理改变;采用换粮实验、改旱田为水田和改主食玉米为大米可以控制和消灭病区。对病区玉米、小麦中镰刀菌性毒物进行了分离,利用高压液相色谱、气质联用仪等手段,从病区谷物中获得了非病区谷物极少发现的可疑致病物。有学者研究认为是T-2毒素,并且初步阐明了T-2毒素与大骨节病发生的因果关系。

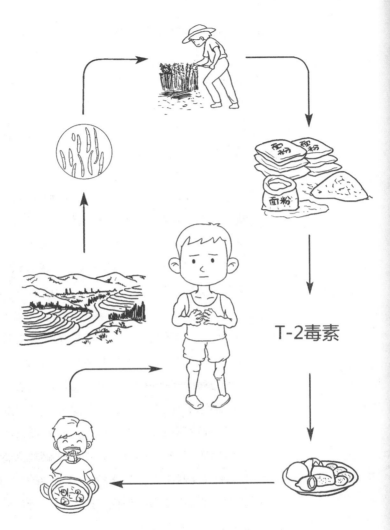

图 5　大骨节病真菌毒素学说致病途径及其载体
（按照箭头所示方向依次为：病区耕地 – 田间镰刀菌 – 土法收割及籽粒落
地被土壤中镰刀菌污染 – 含水多或储存不当的粮食 – 产生 T-2 毒素 –
主食面粉或玉米面类食物 – 病从口入 – 大骨节病儿童。注解：T-2 毒素
是一种真菌毒素，是以镰刀菌属为代表的多种真菌产生的单端孢霉烯族
化合物之一。它广泛分布于自然界，是常见的污染田间作物和库存谷物
的主要毒素，对人、畜危害较大）

24. 何为生物地球化学学说

生物地球化学说认为大骨节病的发生与特定的地理生态环境有关，即病区环境某些化学元素或化合物过多、缺乏或比例失调，影响体内矿物质的正常代谢而引起大骨节病。

20 世纪 50 年代已注意到病区粮食低钙高磷和饮水低钙高锶。20 世纪 60 年代地学科研工作者参与大骨节病研究领域后，从病区可溶性无机元素流失现象出发，先后研究了环境及人体镁、钙、硫、锶、铜等与大骨节病的关系。

20 世纪 70 年代后，中国科学院的地学专家与甘肃省、陕西省、黑龙江省等有关部门，通过对全国 14 个省份病区和非病区环境生态学调查，发现病区土壤总硒低于 0.15mg/kg，病区人群处于低硒营养状态，儿童发硒低于 0.20mg/kg，血硒及谷胱肽过氧化物酶活性均低于非病区，提出缺硒与大骨节病有关，并围绕硒在大骨节病发病机制中的作用进行了多方位的深入研究，强化了硒与骨软骨代谢的有关论点。

25. 何为饮水中有机物中毒学说

饮水中有机物中毒学说认为病区饮水被植物残骸或腐殖质污染形成的有机物而致人体发生的一种慢性中毒性疾病,其中有机物主要是指自然腐败的分解产物阿魏酸、对羟基桂皮酸、黄腐酸等。

我国民间及其早年俄国学者提出大骨节病发生与水质有关。1908年我国刘建封就把本病起因归之于水质不良;1926年前苏联的M.I. Dobrovolsky提出病区饮水中有慢性毒物并建议饮用煮沸水;1967年日本学者Noguchi提出水中植物型有机物与大骨节病发生有关。

1972年日本否定了本土有大骨节病,并对饮水有机物中毒学说提出质疑,使我国相关病因学研究受到一次很大冲击。但是,一些科学研究和防治机构继续深入研究饮水有机物与大骨节病的关系,发现在病区饮水中含有可疑致病物质的阿魏酸。在病区饮水中,除这种酚酸性有机物外,还发现有其他芳香族、脂质族等有机物,对人胚软骨细胞损害作用大于弱酸组分。还发现饮水中腐植酸与低硒环境有关,也与人体低硒有关,提出了人体抗自由基能力减弱而致病的观点。

26. 大骨节病的特征性 X 线表现有哪些

大骨节病是以四肢关节损害为主的骨关节病，X 线表现有数十种之多，其中手部和踝关节的几种 X 线表现是大骨节病特征性改变。

儿童大骨节病患者最早发病部位是手的掌指骨，尤以 2、3、4 指最易受累，病变先从干骺端开始，以后为骨端或骨骺和腕骨的改变。儿童掌指骨骨端改变是大骨节病的特异度标志，干骺端改变是灵敏度标志。

手部 X 线特征性表现：

（1）干骺端呈波浪状或锯齿状，钙化带上部骨小梁粗厚不均。

（2）临时钙化带不整、凹陷、硬化。

（3）病变进展，指骨远端（骨端）骨性关节面凹陷、不整、囊样变、缺损，骨骺变形、溶解、碎裂，干骺骨骺早期闭合。

（4）掌骨的改变同指骨，但发病比指骨晚。

（5）腕骨以头骨损害较早，头骨近端呈半月状的骨质缺损（凹陷），病变发展可累及其他腕骨（舟、月、三角、大多角、小多角、钩骨），各腕骨边缘不整，硬化，重者小而变形、相互拥挤。

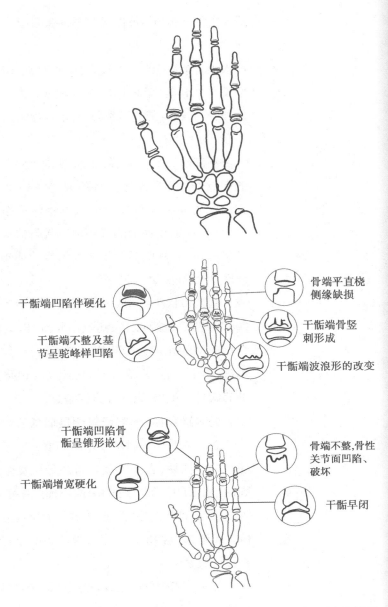

干骺端凹陷伴硬化

骨端平直桡
侧缘缺损

干骺端不整及基
节呈驼峰样凹陷

干骺端骨竖
刺形成

干骺端波浪形的改变

干骺端凹陷骨
骺呈锥形嵌入

骨端不整,骨性
关节面凹陷、
破坏

干骺端增宽硬化

干骺早闭

图 6   正常儿童(上图)和大骨节病儿童(中、下图)患者手部 X 线表现示意图

27. 成人大骨节病的特征性 X 线表现有哪些

成人大骨节病患者手指 X 线特异征象为指骨基底增宽与纺锤样改变、喇叭口状改变、塌陷修复相，此外，伴有踝关节的距骨塌陷、跟骨短缩。

（1）基底增宽与纺锤样改变：成人大骨节病患者的指骨近端横径超出正常范围，被称之为基底增宽。发生在中节的基底增宽其骨体形态往往呈三角形，发生在基节的基底增宽其骨体形态也往往呈三角形，基底增宽是成人大骨节病患者的特征性 X 线征象之一。

（2）喇叭口状改变：成人大骨节病患者的指骨近端的深凹陷，被称之为喇叭口状或杯口样改变。它是典型的儿童大骨节病患者骺软骨、骺板软骨中部深层坏死、干骺早闭的后遗症，也是成人大骨节病患者的特征性 X 线征象之一。

（3）塌陷修复相：塌陷修复相是指基节远端骨性关节面出现的与骨质密度相当的填充在凹陷或缺损区内的团块，它的形成与游离骨块发生机制相同，是局部的关节软骨的深层坏死灶中结缔组织入侵机化、骨化的修复性膜内成骨后出现的这种影像。塌陷修复相也是成人大骨节病患者的特征性 X 线征象之一。

（4）踝关节的距骨塌陷、跟骨短缩是非典型大骨节病特征 X 线表现。

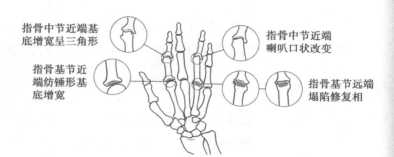

指骨中节近端基底增宽呈三角形

指骨基节近端纺锤形基底增宽

指骨中节近端喇叭口状改变

指骨基节远端塌陷修复相

图 7　大骨节病成人患者手部 X 线表现示意图

28. 大骨节病与其他身材矮小疾病有什么区别

身材矮小是不少疾病的共同体征,但大骨节病引起的身材矮小有其独特之处,可与其他疾病区分开来。

由大骨节病而导致身材矮小的患者,其智力正常,且不影响生育。根据这两个特点可与垂体性侏儒、伸舌样白痴、猫叫综合征、黏多糖病、卵巢发育不全性侏儒和克汀病等疾病进行区别,因这些疾病患者多痴呆和(或)无法生育,发病年龄很小或生来就有,除克汀病外都不是地方病,因此不难与大骨节病相鉴别。

有小儿因缺乏维生素 D 和钙而引起的佝偻病,严重的会有身材矮小、驼背,腿弯如 X 形或 O 形。这种病通过询问病史加上疾病表现如囟门闭合晚、出牙慢、走路迟等临床表现,必要时加做 X 线检查与大骨节病鉴别。

还有些遗传性疾病可导致身材矮小,也无智力或性发育障碍,主要有家族性矮小体型、特发性矮小、软骨发育不全、假性软骨发育不全、干骺端骨发育不良、多发性骨骺发育不全等,需要和大骨节病相鉴别。

（1）家族性矮小体型：全家族的人身材都比较矮小，但身体比例正常，无任何大骨节病症状及其他体征。

（2）特发性矮小：特发性矮小是一种暂时尚无明确原因的矮身材疾病。但患者无慢性系统性疾病、内分泌性疾病、营养性疾病、骨骼疾病或染色体异常等临床症状和体征。

（3）软骨发育不全：软骨发育不全是一种由于软骨内骨化缺陷的先天性发育异常，为常染色体显性遗传性疾病。主要影响长骨，临床表现为特殊类型的短肢型侏儒。智力及体力发育良好。

根据患者的典型身材即四肢短小而躯干接近正常的不成比例侏儒、面貌，肢体缩小，以及手指呈三叉戟状，对软骨发育不全不难做出诊断。

（4）假性软骨发育不全：假性软骨发育不全是一种少见的常染色体显性遗传性软骨发育障碍性疾病。以广泛累及脊椎、骨骺、干骺端，而颅面骨不受侵及为特征的软骨发育障碍性疾病，重者表现为短肢和短躯干侏儒，患儿出生后第二年开始表现为生长发育迟缓，成人最终身高仅为 82～130cm，但智力正常。

主要靠临床特征及特征性 X 线表现进行假性软骨发育不全诊断。在影像学上通过对脊柱椎体、肋骨、长骨、骨盆的影像表现的综合分析，多能正确诊断，X 线检查为首要检查方法。

（5）干骺端骨发育障碍：干骺端骨发育障碍也称干骺端骨发育不全、干骺端软骨发育不全、家族性干骺端软骨发育不全，是一组遗传性骨骼疾病。

临床表现为双侧性的对称性的肢体变短，以及继发性的关节畸形。脊柱无明显改变，长骨短而弯，常见膝、髋内翻，步态摇摆，患者渐成侏儒体型。下肢受累较多，有时也侵及上肢，但头颅和脊柱一般没有改变。

根据发病情况、遗传家族史、临床表现和骨骼 X 线改变可与大骨节病相鉴别。

（6）多发性骨骺发育不良（全）：多发性骨骺发育不良（全）又称 Catel 病、遗传性内生骨软骨发育障碍等，有遗传性与家族史，是一种较罕见的先天性骨发育障碍，主要为四肢骨骺的发育异常，突出的临床表现为短肢型侏儒和骨关节畸形。多发性骨骺发育不良为对称性发病，病变多以髋、膝、腕、踝部及胸腰椎最显著，其余部位骨骺受累相对较轻。

根据发病史、遗传家族史、临床表现和骨骼 X 线改变可诊断。

29. 大骨节病与退行性关节炎、风湿性关节炎、类风湿关节炎有何不同

大骨节病与退行性关节炎、风湿性关节炎、类风湿性关节炎、痛风等，虽然有些相同的临床表现，比如关节增粗变形、疼痛和活动不便等，但还是有明显区别的。

（1）退行性骨关节炎：原发性骨关节炎又称退行性骨关节病、变形性关节炎，是一种多发慢性骨关节病，没有明显的地方性，几乎未见于儿童，多是成年后发病；常有慢性劳损或外伤史，病变累及部位以膝、髋、肩、脊柱等关节为明显，而大骨节病病变在手和足的小关节更明显。退行性骨关节病会出现运动时痛、入夜时疼痛加剧，与大骨节病休息后疼痛的症状不同。

退行性骨关节病和成人大骨节病的骨关节 X 线片所见非常相似，几乎难以区别。指骨近端明显膨隆、增宽，指骨变短或指骨长度比例失调，应考虑是大骨节病而非退行性骨关节病。

（2）风湿性关节炎：风湿性关节炎属变态反应性疾病，与人体溶血性链球菌感染密切相关，没有明显的地方性。风湿性关节炎起病较急，受累关节以膝、踝、肩、肘等大关节为主，关节病变呈多发性和

游走性,关节局部炎症明显,炎症消退后不遗留任何关节畸形,也无晨僵表现。在关节炎急性期患者可伴发热、咽痛、心慌,外周血白细胞计数升高、抗链"O"增高、血沉增快及 C- 反应蛋白增高等表现,病情好转后可恢复至正常。

风湿性关节炎主要依据临床表现和实验室检查,以及前期链球菌感染的证据可诊断风湿性关节炎。如发病前 1 ~ 4 周有溶血性链球菌感染史,急性游走性大关节炎,常伴有风湿热的其他表现如心肌炎、环形红斑、皮下结节等,血清中抗链球菌溶血素"O"凝集效价明显升高,咽拭培养阳性和血白细胞计数增多等。

风湿性关节炎与大骨节病主要鉴别点在于,没有地方性、受累关节以膝、踝、肩、肘等大关节为主,关节病变呈多发性和游走性,关节局部炎症明显,炎症消退后不遗留任何关节畸形,也无晨僵表现,以及其他风湿热的血液生化反应等。

(3)类风湿关节炎:类风湿关节炎属于一种自身免疫性疾病,为多发对称性指掌等小关节炎和脊柱炎,起病常较缓慢,早期症状多为关节疼痛、肿胀、以外周小关节受累为主要表现,伴晨僵,活动不便,时轻时重,反复发作,迁延不愈,长期病变后可以出现关节破坏畸形,关节畸形不可恢复。患者类风湿因子常呈阳性,有晨僵,没有明显的地方性。可发生于任何年龄,发病急,常伴有发热、皮疹和肝、脾、淋巴结肿大,白细胞增加,类风湿因子阳性,有类风湿皮下结节等。

类风湿关节炎与大骨节病的鉴别点在于无地方性,15 岁以下、25 岁以上都可发生,关节肿胀,有类风湿结节,伴有发热、炎性反应,类风湿因子阳性等。

30. 大骨节病可以预防吗

大骨节病是发生在特定地域的一种地方病,是可以预防的。

儿童大骨节病患者是大骨节病的原发病例,多数无明显临床体征,其诊断主要依靠 X 线影像。在其病变早期,通过阻断病因和适当治疗,多数患者可以完全康复,但如果不采取相应的预防和治疗措施,病变进一步发展,骨组织破坏、增生、改建、变形,则会出现明显的临床症状和体征,演变成典型的骨关节炎,难以治愈。

因此,防治大骨节病的关键在于预防,采取积极主动的一级预防和二级预防,阻断病因传播途径,做到疾病早发现、早干预和早治疗,可控制大骨节病新发和流行。

31. 大骨节病容易发生在哪些地方

大骨节病的发生与居住的地理地形和环境气候有一定关系。

(1)高海拔或高纬度地区,如海拔较高的西藏、青海和四川;纬度较高的黑龙江和内蒙古。

（2）我国西北黄土高原的大骨节病病区，以沟壑地带发病较重。

（3）东北病区，地形多为浅山区与丘陵地，其中以河谷甸子、山间谷地等低洼潮湿地段发病最重。

但是，发病与地形的关系是相对的，在个别地方平原亦发病，如松嫩平原、松辽平原皆有很重的病村。

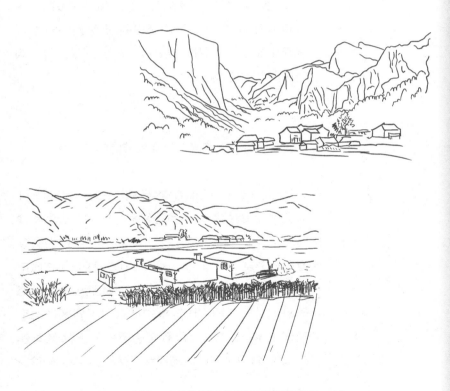

图8　大骨节病发生的地理地貌特征示意图
（上图为西北黄土高原沟壑地带，下图为东北浅山区或丘陵地带）

32. 大骨节病病区的分布特点是什么

大骨节病病区的分布呈灶状或片状。

病村与病村、病村与非病村相邻或相间,在一个行政区划内也不是所有的病村都发病,常见彼此交错,即在一大片患病村屯中,可以出现一个或几个不发病的"健康岛",在一大片不发病的村屯中也可以出现一个或几个"病岛",形成此发彼不发的灶状或镶嵌分布;或许多患病村屯断断续续接连成片,或沿山麓或沿沟谷接连成带状分布,这是大骨节病病区典型的地方病分布特点。

33. 不住在大骨节病病区能得大骨节病吗

大骨节病是典型的地方病,致病因子存在于病区外环境中,没有接触便不可能发病。旧的大骨节病诊断标准,将"在病区居住若干时间以上"作为必须遵循的条款。但是,流行病学调查发现居住在城市里的少数儿童也患有大骨节病,询问病史发现其得病原因是短时期内比较集中地食用了病区产的小麦或玉米。因此,大骨节病患者即使无病区居住史,只要食用了病区产的粮食,同样也能够被确诊。

有鉴于此,大骨节病的诊断前提由"居住病区"的限定转而用"接触病区",包含了对非病区发病者通过病区产谷物接触致病因子的各种可能性。

34. 大骨节病在哪个季节易发生

天气的变化、季节的更替、气候的异常往往直接使人生病,或成为发病的导火索。那么,大骨节病与季节的关系究竟是怎样的呢?

大骨节病素有跑桃花水季节或翻浆季节多发,即春季多发的说法。但在大骨节病致病因子非常活跃的地方,四季都有新发患者,季节性多发现象就难以看到;反之,致病因子不活跃的地方,发病率很低,季节性多发现象也难以看到。

大骨节病的临床症状类似于骨关节炎等退行性骨关节疾病,而冬季是各类骨关节炎的高发期,因此大骨节病在冬春季节交替时临床症状更加明显。大骨节病发病缓慢,也有资料记载其有季节性加重的现象,南方多发于春天,北方多见于冬天。

由此可见,大骨节病流行的季节性不是特别明显。

35. 大骨节病与气候有关系吗

我国大骨节病病区分布辽阔,气候类型种类繁多。病区省份黑龙江、吉林、辽宁、河北、河南、山东、山西、陕西北部属于温带季风气候,夏季高温多雨,冬季寒冷干燥;陕西南部、四川中东部属于亚热带季风气候,夏季高温多雨,冬季温和少雨;内蒙古、甘肃属于温带大陆性气候,冬季严寒,夏季炎热,全年干旱少雨;青海、西藏、四川西部属于高山高原气候,垂直变化显著。

虽然,大骨节病病区气候复杂多变,但经调查发现,病区皆处于东南沿海温暖、潮湿季风区与西北干旱、寒冷内陆的交界部位,均属于大陆气候,具有暑期短,霜期长,昼夜温差大的特点。因此,大骨节病发病与气候条件有密切关系。

36. 大骨节病有年度高发吗

多年大骨节病调查数据显示，一般观察认为霜期早、秋雨大的翌年多是大骨节病的多发年。

如黑省尚志县病区 1979—1982 年之间儿童（干骺端）X 线检出率依年次的变动是 53.5%、14.4%、41.2% 和 59.3%，内蒙古鄂伦春自治旗儿童（干骺端）X 线检出率 1990 年为 41.1%、1991 年为 22.1%、1992 年为 61.6%，这说明大骨节病具有明显的年度波浪性。波浪性的显现与否，取决于致病因子活跃程度如何，当致病因子不活跃时，连续观察多年也不会看到波浪性，只会看到轻微的"年度波动"。

在我国，大骨节病的发病高峰大致有两次，一次发生在农业合作化后的 1955—1956 年，一次发生在普遍秋涝的 1969—1970 年，谷物收获的季节多雨、潮湿、寒冷导致致病因子的活跃。自 1978 年，随着我国农村家庭联产承包责任制全面落实，农民可自主种植农作物，农产品可在市场上任意流通，其卫生学质量也得到明显提高，农村居民收入逐年增加，其膳食呈现多样化，在 1984 年以后，大骨节病发病率普遍降低。

37. 大骨节病与粮食有关系吗

研究证明,大骨节病发病与粮食关系密切,粮食是大骨节病致病因子的载体。

大骨节病流行病学中一个重要问题是致病因子进入人体的途径是什么。大骨节病病因未明,在历史上关于致病途径问题曾有过许多争论。但迄今未曾怀疑过致病因子是经口进入人体的;经皮肤或呼吸道进入的可能性并不存在。

至于载体是什么? 人们曾怀疑过谷物、饮水、蔬菜副食或者这些都有关系。多年现场调查发现,在大骨节病区经常可见水源相同但口粮来源不同而患病率明显不同的事例。如黑龙江省双鸭山市宝山区新村大队工人户与农民户同住一个街区,生活水平相近,共用一条自来水管道,农民户食用当地产玉米,工人食用国家供应粮主要也是玉米。社员户发病甚重而工人户基本无病。国内学者杨建伯教授课题组于 1972 年开始,在宝山区实施换粮预防大骨节病实验十几年,换粮头两年即控制新发,又继续开展了 12 年,基本控制了大骨节病的发生,消灭了一个历史重病区。此后,随着全国各地换粮预防大骨节病实验的成功,人们普遍接受了口粮是致病因子进入人体的唯一载体。

同时，人们还发现不同谷物传病作用不同。在大骨节病重病区不论病情如何活跃、严重，只要种水田主食大米即可不患大骨节病。活跃病区的患者基本上是以面粉和玉米为主食的。小麦为主食的某些国有农场，尽管生活水平较高，副食较丰富，但大骨节病病情却是十分严重。可是，在重病区中主食大米的人群并不发生大骨节病。而且，不论大骨节病流行如何严重，病区只要改种旱田为水田、改主食玉米为大米即可控制大骨节病新患发生。说明病因是通过谷物进入人体的，同时也说明不同种类谷物传病作用不同。

38. 大骨节病传染吗

大骨节病不是传染病。大骨节病的流行特征即能很好地给出解释。

（1）大骨节病病区呈灶状分布，与非病区相互交错相连，病区与非病区居民间交通不断，往来频繁，但未在非病区发现大骨节病患者。

（2）同一病区村内，有些农户家庭发病，而隔壁邻居和村子里其他家庭却不发病。

（3）大骨节病虽然有家庭聚集性发病的特点，但同一家庭内子女得病，父母不得病；兄弟姐妹间也未见相互感染发病的情况。

由此可见，大骨节病不是传染性疾病。

39. 大骨节病遗传吗

大骨节病不是遗传性疾病。

流行病学调查发现，在我国大骨节病流行年代，很多儿童大骨节病病患的父母及祖父辈皆是健康人；而在病情得到控制的地区，父母双方或者一方是大骨节病患者的儿童不罹患大骨节病；我国大骨节病防治实践也证明，宜地搬迁、改粮等防治措施能够有效控制大骨节病的发生,说明大骨节病主要与环境因素有关,而不是遗传性疾病。

40. 大骨节病发病和年龄有关吗

大骨节病发病与年龄密切相关。

流行病学调查发现,大骨节病好发于儿童、少年,成人中新发病例甚少。大骨节病发病具有明显的年龄特征,这与大骨节病独特的发病机制有关。

病理学研究表明,大骨节病致病因子主要是侵害发育中儿童的关节透明软骨,造成软骨细胞变性、坏死以及继发的骨关节炎。成年之后,因骨骼发育已经完成,也就不可能出现关节增粗、短指畸形及身材矮小。所以,典型的大骨节病患者都是幼年发病的"老"患者。

41. 大骨节病发病和性别有关吗

大骨节病发病无性别差异。

从全国调查结果看,男女发病率相差不多。1990—2007 年全国儿童大骨节病病情监测数据显示,7~12 岁男孩与女孩患病率没有明显差别。

在部分病区省的成人大骨节病患者中,男性略多于女性。如吉林省 1995 年和 2006 年开展了两次全省范围内的大骨节病普查,两次调查结果显示,大骨节病患者男女性别比(男/女)分别为 1.39 和 1.63,男性患者略多于女性。分析原因是男性多从事重体力劳动,重体力劳动可加重大骨节病的病情。

但从全国范围内的调查结果看,男女成人大骨节病的患病率相差不多。

42. 大骨节病发病和民族有关吗

大骨节病是一种地方病,生活在病区的不同民族居民均可患病,大骨节病没有民族易感性,若生活方式和习惯相同,不同民族的居民均可患病。

在我国已知患病的民族有汉族、满族、回族、蒙古族、藏族、达斡尔族以及不以大米为主食的朝鲜族。

20 世纪 60 年代,老百姓发现病区村朝鲜族人几乎不患大骨节病,而汉族人大骨节病发病率很高,看到这个现象不少人认为大骨节病发病可能与民族有关。然而真的是这样吗?经过调查发现,原来当地朝鲜族人习惯种水田吃大米,而汉族人习惯种旱田吃玉米,而种旱田吃玉米的朝鲜族人也同样患大骨节病,所以主食种类的不同是导致汉族人看起来比朝鲜族人更易得大骨节病的真正原因。

43. 大骨节病发病和职业有关吗

流行病学调查表明,大骨节病发病与职业有一定的关系,患者多为以病区当地自产的麦类、玉米为主食的农业人口,而牧业、林业及其他行业职工户则较少发生。

深入调查发现,大骨节病发病的职业差别的原因是病区居民所食口粮来源的不同。有的农业生产队,原本重病村,但当调换口粮为国库粮之后,职业未改病情却被控制;在病区中,有的职工户仅职工本人领取国库粮,家庭主食中仍以地产粮为主,这样人家的儿童也发病;若非病区城市职工户从大骨节病病村购入或换取较多面粉或玉米,家中儿童也会得大骨节病。

由此可见,不同职业人群获取粮食渠道不同导致了大骨节病发生有职业差异。在病区食用自产粮的人群可能患病,而食用国库粮的人群不患病,原因为国库粮水分必须符合国家标准,从而消除了被污染粮食中真菌产毒条件的缘故。

44. 大骨节病防治策略是如何制定的

虽然,大骨节病病因仍不明确,但大骨节病是典型的地方病,其发生发展与环境密切相关。致病因子传播途径的体外阻断,是防治大骨节病的根本措施,只要大骨节病致病因子进入人体的途径被阻断,发病一定可以控制,病区一定可以消除。

20世纪五六十年代,前苏联采取退耕还林、退耕还草措施防治大骨节病取得了很好的效果。我国大骨节病防治工作者根据病因假说开展了防治效果研究工作,通过改水、补硒和换粮等防治实践,发现不食用地产粮、保证病区地产粮食的卫生学质量和旱田改水田试验等均可迅速控制大骨节病的发生,说明采取阻断大骨节病致病因子传播途径的不同方法均有显著效果。

因此,我国采取了以"换粮"为中心的大骨节病防治策略,在病区加以推广。截止到"十二五"末期,评估的5663个病区村中已达到消除标准的占95.4%。

45. 我国采取的大骨节病防控措施有哪些

大骨节病病区分布广泛，各病区实际情况不同，因此，推行综合预防措施必须结合病区实际条件，周密细致且因地制宜。根据"中国大骨节病防治策略"，目前各病区采取的防控措施主要如下：

（1）在水源条件容许的病区，改旱田为水田，主食大米；在水源不便的地方，改粉粮为小米、高粱等颗粒食粮。

（2）在交通方便或靠近城镇的病区，可改种蔬菜或其他经济作物，由市场购入主粮。

（3）在边远山区，可退耕还林或退耕还草，其目的是使病区居民放弃食用自产粮。

（4）在一些自然环境恶劣、不宜生存病区，可实施搬迁措施，将居民迁移至非病区居住。

（5）异地育人或办住宿制学校，将病区适龄儿童迁移至非病区学校寄宿就读，或在病区办住宿制学校，集中供应非病区粮食。

（6）改善病区粮食收获、运输和储存技术，减少粮食真菌污染和产毒的机会，提高粮食卫生学质量。针对病区居民饮食结构单一的情况，改变粮食种植结构，提倡农作物种植多样性和食物多样化。

（7）改善居住条件。病区一般居住条件较差，住房往往存在寒冷、潮湿、采光不好等问题，使群众抗病能力降低。为此，村民盖房应力求通风、向阳、干燥且有防寒设备；病区群众要逐步放弃住窑洞和马架房的习惯。此外，还可采取开大窗户和修防潮炕及午后早烧炕的防潮措施。

（8）补硒。硒是人体必需的微量元素，我国大骨节病区的人群处于低硒的营养状况。现场干预实验证明，补硒可部分降低大骨节病的发病和有助于儿童早期干骺端损伤的修复，防止病变进一步加重。

46. 改善儿童膳食营养有预防大骨节病的作用吗

大骨节病的发生发展与儿童膳食营养关系密切。

大骨节病多发生在偏远落后的农村地区,城市不发病,或很少发病。在大骨节病流行严重时期,病区饮食结构单一,病区食物的营养成分以碳水化合物为主,儿童、青少年普遍存在营养不良或低营养状况。营养素的缺乏,一方面必然会妨碍骨骼的生长发育,另一方面也减弱了机体对抗外界有害致病因素的能力。

随着病区居民生活水平提高,生活条件改善,膳食结构趋于合理和平衡,尤其是主食安全无污染,主食中大米比例上升,玉米等比例下降,大骨节病病情逐步得到控制或消除。多摄入一些高纤维素以及新鲜的蔬菜和水果,营养均衡,包括蛋白质、糖、脂肪、维生素、微量元素等必需的营养素,荤素搭配,食物品种多元化,充分发挥食物间营养物质的互补作用,对于预防大骨节病具有重要作用。

47. 改造居民生活环境对大骨节病有预防作用吗

大骨节病作为一种环境病,改造居民生活环境对预防大骨节病发生具有显著作用。

生活环境指与人类生活密切相关的各种自然条件和社会条件的总体,它由自然环境和社会环境中的物质环境所组成。研究表明,大骨节病患病情况与地形地貌、气象气候、作物种植种类、膳食构成、生活习惯和社会经济状况等均有不同程度的关系,说明生活环境诸因素对大骨节病的发生和消长有不同程度的影响。

在大骨节病病因未明的情况下,为了尽早控制疾病,政府相关部门制定了综合防治策略和措施,各病区因地制宜地分别采取了换粮、旱田改水田、搬迁、异地育人、改变粮食种植结构、改善病区粮食收储技术、补硒等一系列改造生活环境的防治措施,取得了非常显著的预防效果。

48. 搬迁可以预防大骨节病吗

大骨节病是发生在特定地域的一种地方病,搬离病区就不会罹患大骨节病,这是预防大骨节病最彻底的方法。在大骨节病流行年代,病区居民常常把孩子送离病区,达到"逃拐"的目的。

我国大骨节病监测结果表明,搬迁防治大骨节病效果显著,其中寄宿制学校的建立、城镇化战略的实施和易地扶贫搬迁专项工程是我国控制和消除大骨节病的重要举措。

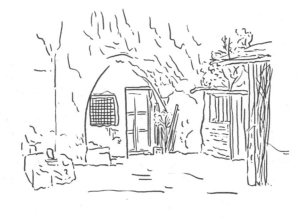

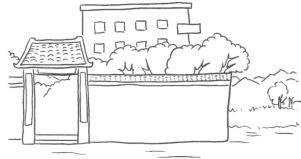

图9 搬迁前后生活
环境变化示意图
(上图为搬迁前,
下图为搬迁后)

49. 易地育人对预防大骨节病有作用吗

为防止儿童新发病例,在病区采取集中寄宿制教育,集中供养,并适当提高学生饮食标准,这种将病区适龄儿童集体迁至非病区寄宿学校就读的措施,称为易地育人。

大骨节病作为地方病的一种,具备地方病"迁入病区得病、迁出病区不得病"这一特点,易地育人实际上也是一种搬迁防治大骨节病的措施。

在我国青海、甘肃、四川、西藏等西部省份,病区家庭把孩子送到学校寄读的易地育人办法是这些病区大骨节病病情得到控制的主要原因。

大骨节病的防治重在预防,倘若关节已经发生变形,其病变是很难治愈的,患者将会终生受到疾病折磨。易地育人能够有效地在儿童骨骼发育阶段,使其撤离病区、远离致病因素,从而不受大骨节病的危害,健康成长。在让病区里的孩子脱离了患病危险的同时,还可以使病区的孩子接受更好的教育,为孩子未来发展和提高全民族素质打下坚实基础。

50. 旱田改水田可以预防大骨节病吗

大骨节病发病与口粮种类关系密切。

流行病学调查发现,大骨节病病区自产口粮多以小麦、玉米和青稞为主。在以大米为主食的地方,居民不发生大骨节病,这是一个很特别的流行病学现象。

进一步调查证明,居住在病区的朝鲜族,如若种水田、主食大米,不患大骨节病;如若种旱田、主食玉米,则与当地汉族同样患病。在病区中,汉族如种水田、主食大米亦可不患大骨节病。有的重病村,旱田改水田、主食大米后,大骨节病则逐渐消失。也有的地方,原来种水田较多,无病,但在改成旱田、主食玉米后迅速出现患者,数年间成为病村。

依据这一发现,政府和研究人员在部分病区开展了旱田改水田试验。如昔年为重病区省的辽宁和吉林,自 20 世纪 50 年代推广水田种植后,大骨节病日益减少,20 世纪 90 年代初就达到了基本控制标准。1982 年,实行"自负盈亏"的农村家庭联产承包责任制后,黑龙江省尚志县庆阳、石头河子和亚布力等乡(镇)先后改种水田,大骨节病也随之完全停止发生。

多年防治实践证明,旱田改水田是预防大骨节病行之有效的防治措施。

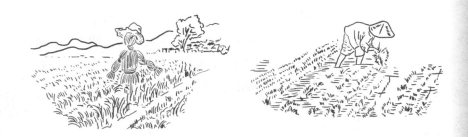

图 10 旱田改水田示意图

51. 退耕还林还草可以预防大骨节病吗

退耕还林或还草是"中国大骨节病防治策略"的基本内容之一。

前苏联赤塔地区曾是大骨节病重病区之一,但在1964年该地区的大骨节病已经得到控制。赤塔防治大骨节病的基本措施是在病区内放弃谷物种植的农业生产方式,全部耕地改种牧草、饲料或者退耕还林,全部口粮小麦、面粉由外地采购,来自中亚甚至更远的国外。他们用林牧业代替农业控制大骨节病的做法,证明退耕还林还草是防治大骨节病的有效方法。

1999年,我国启动实施了退耕还林还草生态建设工程,截至2006年年底,累计完成退耕地造林1.39亿亩。河北、山西、内蒙古、黑龙江、河南、四川、陕西、甘肃和青海等大骨节病病区省份均受益于该项目。

2014年,我国启动新一轮退耕还林还草工程,到2020年全国约4240万亩耕地退耕还林还草,这必将进一步巩固已取得的防治成果,扩大控制和消除大骨节病的病区范围。

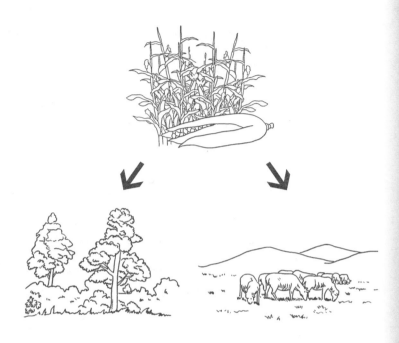

图 11　退耕还林还草示意图

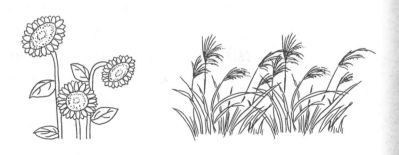

图 12　改种经济作物示意图

52. 膳食多样化可以预防大骨节病吗

膳食多样化是预防大骨节病的有效防治措施之一。

青少年时期是人体骨骼形成的关键时期,这个时期的膳食营养特别重要,骨骼生长发育的钙、磷、维生素、蛋白质等营养素都要依靠饭桌的日常膳食来保证。

流行病学调查表明,大骨节病致病因子通过膳食途径进入人体,膳食与大骨节病发生关系密切。以往膳食调查发现,大骨节病区居民以玉米、小麦、青稞等谷类为主要食物,缺菜少油,偶食肉蛋。膳食单一,缺乏副食,蛋白质营养水平低。蛋白质营养水平较差的病区儿童大骨节病患病率更高。

近年调查发现,大骨节病控制或消除病区居民的膳食结构发生了显著变化,主食中大米比例上升,玉米等比例下降,自产粮食用比例显著下降,外购粮比例增加;肉、蛋、鱼等副食品摄入大幅增多,人们餐桌膳食多样化。这不仅使大骨节病致病因子暴露机会减少,也增强了人们对致病因子危害抵抗力,病情也随之下降,直至基本消除。

从营养学角度,不仅提倡膳食要多样化,还要保持膳食结构合理,科学搭配一日三餐,除能达到预防大骨节病的目的,还能保证和促进儿童和青少年全身的健康生长与发育。

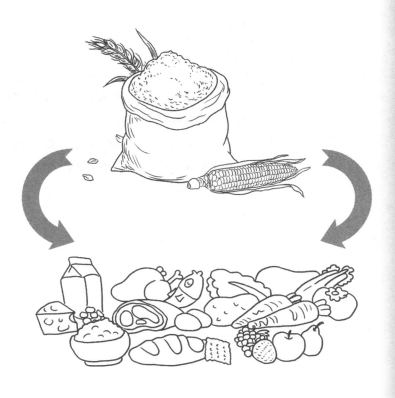

图 13　病区居民膳食由单一变为多样化示意图

53. 补硒可以预防大骨节病吗

外环境调查发现,大骨节病病区多处于土壤贫硒地区,病区居民食用的自产粮硒含量较低,膳食单一且缺乏其他副食摄入,导致机体处于低硒状态。现场干预实验证明,补硒可部分地降低大骨节病的发生和有助于儿童早期干骺端损伤的修复,防止病变进一步加重。据此,20 世纪 80 年代后期,在部分大骨节病病区施行了补硒措施,在一定程度上降低了大骨节病的病情。

近年调查资料显示,绝大多数大骨节病病区居民的生产生活方式、膳食结构和来源已发生了根本的改变,尽管病区外环境仍处于低硒水平,但病区居民通过主动或被动换食非病区粮食和副食品,机体内环境硒水平已接近或达到非病区水平。

54. 改水可以预防大骨节病吗

改水是指改良饮用水的水质。它是针对大骨节病病区饮水中有机物中毒学说采取的防治措施。

20世纪60年代,我国开展了改水防治大骨节病的实验。采用的方法主要是替换水源和过滤消毒,如打深井、引泉水、过滤水,向饮水中加入硫黄、石膏等。改水试验一直延续到70年代后期,提高了病区居民饮水卫生学质量。

虽然有研究报道,改水可降低大骨节病病情,但是也有流行病学调查发现,饮用同一水源但主食种类不同的居民患病率差异明显。由此可见,饮水不是大骨节病的主要传病途径。

改水对大骨节病病情的作用可能在于饮水卫生学质量的提高,去除了水中可能存在加重病情的其他因素,在一定程度上改善了居民体质,提高了对大骨节病的抵抗能力。

55. 粮食收割和储存过程中有哪些注意事项

流行病学现场调查发现,霉变粮食与大骨节病发生有关。

那么,如何预防粮食发生霉变呢? 需要人们在粮食储存过程中,按照科学的方法改善病区粮食收获、运输和储存技术,减少粮食真菌污染和产毒的机会,保证粮食卫生学品质。

粮食存储时的注意事项主要有以下五点:

(1)储粮装具的准备。储粮装具(如袋子、桶等)在使用前,应先内、后外进行清理,去除残存的粮食、杂质等,必要时进行消毒处理。

(2)粮食在存储前,要尽可能清除粮食中的杂质,以除去粮食中的害虫、秸秆、瘪粒、杂草种子和砂石等杂质。

(3)应对粮食进行充分晾晒。日光辐晒不仅可以降低粮食的水分,还可以杀灭其中的害虫。应选择在水泥地面的晒场或房顶晾晒粮食,不能在沥青马路上晾晒粮食。不仅影响交通,而且对粮食造成污染。选择晴朗的天气,将粮食均匀薄摊在晒场上,厚度不超过 10cm 为宜,在水分降至 12% 以下、粮温降至气温后方可收起储藏。

（4）储藏粮食的场所要注意环境卫生。最重要的是保持粮仓干燥和通风，不要形成真菌生长和产毒条件。同时，室内物品要摆放整齐，特别是装具周围和底部不能堆放杂物，不能有撒落的粮食和其他食物，以防外部害虫和老鼠的侵害。

（5）做好储藏粮食的日常检查。在夏季高温季节，每周应检查一次，其他季节可以适当延长检查的间隔时间。检查粮食时，观察粮食的色泽、气味是否正常，抓起粮食看看散落性是否良好，有无结块、霉变现象。粮食的日常检查，可以发现问题，及时处理，以保证粮食的食品安全卫生。

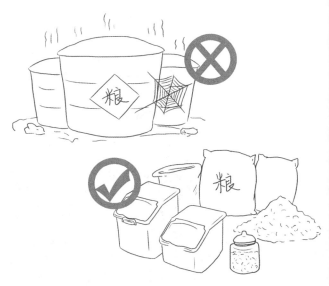

图14　粮食储存方式改变示意图

56. 个人如何预防大骨节病

首先,不在大骨节病病区长期居住,特别是儿童和青少年,一般在病区生活不要超过半年。

其次,不要食用病区的自产的面粉、玉米和青稞,可食用病区产的大米。

同时,膳食要多样化,讲究膳食平衡,多食用富含抗氧化物质的食物,如肉、蛋、蔬菜和新鲜水果。

此外,保持个人卫生,注意保暖,积极锻炼身体,增强体质,提高自身对致病因子的抵抗能力。

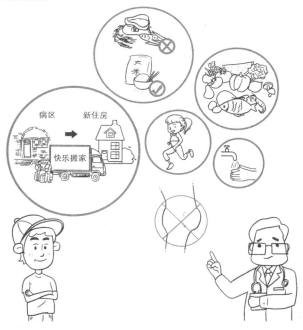

图15　个人如何预防大骨节病示意图

57. 为什么要开展大骨节病监测工作

大骨节病监测是我国大骨节病防控体系的重要组成部分。

通过监测可以掌握大骨节病病情的消长情况和趋势，评估防治策略和措施的效果。

大骨节病监测数据，为政府部门制定大骨节病防治措施与规划，提供了重要的科学依据。

58. 大骨节病监测内容和方法有哪些

为了达到监测目的,大骨节病监测的内容和方法囊括了流行病学、临床医学和实验室检测等多学科内容和方法。

依据大骨节病病区分布特征,监测最小单位为自然村。在将近30年的监测期间,依据防治形势的变化,监测村选择主要采用抽样调查和普查相结合的方法。监测内容如下:

(1)儿童病情:大骨节病主要发生在生长发育期的儿童,因此,大骨节病监测对象是7~12岁儿童。儿童病情监测内容主要包括临床症状和体征及掌指骨X线变化情况,拍摄监测对象右手X线片,观察干骺端、骨端、骨骺和腕骨的改变情况。监测所摄X线片由专家组统一作出诊断,临床体征阳性者需有X线作为佐证。

(2)防控措施:由于大骨节病病因尚未定论,依据多年病因研究结果和现场防控实践,以换粮为主的综合预防措施能有效控制大骨节病新发病例。因此,监测工作还包括病区致病危险因素调查,主要内容有病区居民收入、退耕还林(牧)和改种经济作物、主食结构和来源、异地育人等方面内容,结合病情流行趋势进行分析,为指导病区落实防控措施提供第一手资料。

59. 大骨节病监测的地区有哪些

根据病情的变化及消除评估要求,大骨节病监测范围已由最初的 7 个省的 14 个固定监测村扩大到所有病区省份的所有病区村。

1990 年,全国大骨节病监测伊始,由于全国各病区病情严重程度差异悬殊,且多数病区病情较严重,因此,该阶段采用定点监测,即监测点在一定时期内保持相对稳定,各省份抽取一定比例的重病村进行连续监测,监测数据形成集合用以估计全国病情流行趋势。此阶段,全国大骨节病病情监测包括四川、陕西、甘肃、内蒙古、山西、吉林、黑龙江 7 个省份,使用典型抽样方法,随机抽取一定比例各省重病村开展定点监测,每个监测点检查不少于 100 名 7~12 岁儿童。后来,增加青海省为监测省份,河南、河北、山东、辽宁、北京 5 个省份也陆续自行开展了监测工作,此阶段监测一直持续到 1999 年。

2000 年开始,随着全国多数病区病情呈持续稳定下降趋势,监测工作由定点监测改为动态监测,即各省份按病情变化抽取一定比例上一年度病情仍较重的村进行监测,形成集合用以估计全国病情。监测内容保持不变。2000 年增加西藏自治区为全国监测省份,这样全国 14 个大骨节病病区省份全部按照国家大骨节病监测方案系统地开展监测工作,此阶段监测工作持续到 2007 年。

2008 年和 2009 年开展了重点省份大骨节病病情调查工作。2010 年,在大骨节病病情得到有效控制的基础上,为动态了解病情变化趋势和防控措施效果,科学、规范、有序地指导预防控制工作,原卫生部印发了新的大骨节病监测方案,在除北京和山东以外的 12 个省份开展监测工作,每个省份抽取 4 个县,每个县监测 4 个病区村,同时还进一步明确了选点原则,优先选择病情较重的病区村,尤其是未达到控制的病区村作为监测点,对监测点儿童进行临床和 X 线拍片检查,每个监测点检查人数不少于 50 人。

2012—2015 年,全国各病区省份按照大骨节病控制和消除评价办法开展了轮转监测,每年监测一半的病区县,四年完成了两次轮转监测,每个县每次监测 5 个病区乡,每个乡监测 3 个病区村,每村临床和 X 线检查不少于 50 名儿童,按照大骨节病病区控制标准和大骨节病消除标准判定全国大骨节病病区村、乡、县达到控制和消除的情况,掌握全国各病区省份儿童大骨节病新发状况。

2016 年,国家地方病控制中心印发了新版大骨节病监测方案,每年在河北、山西、内蒙古、辽宁、吉林、黑龙江、山东、河南、四川、西藏、陕西、甘肃和青海 13 个省(区)抽取 80 个病区县作为监测县。各省级疾病预防控制(地方病防治)机构按照单纯随机抽样方法抽取当年监测县,相关县级疾病预防控制(地方病防治)机构按照单纯随机抽样方法,抽取监测病区乡(镇)和村,其中上年度未达到控制标准的监测病区村继续选作本年度监测点。在每个县抽取 5 个病区乡镇,在每个病区乡镇抽取 3 个病区村作为监测点。

经过数轮监测方案的调整和变化,全国大骨节病所有病区村基本都纳入了监测范围。

60. 大骨节病控制标准是如何规定的

大骨节病控制标准是用来判定病区是否已达到控制水平,一般以行政村为单位进行评估。

以行政村为单位,大骨节病病区村的病情具备下列两项指标之一,即可判定病区村得到了控制。

(1)临床检查:7~12周岁儿童,检查率>95%,按照大骨节病诊断标准诊断,无Ⅰ度及以上病例。

(2)X线检查:7~12周岁儿童,检查率>95%,按照大骨节病诊断标准诊断,X线阳性检出率≤5.0%,其中,骨端阳性率≤3.0%,且无指骨干骺端"++"病变及"三联征"病例。

如评价对象是乡（镇），则需要乡（镇）所辖95%以上的病区村（自然村或行政村）达到大骨节病病区村控制指标，即可判定该病区乡得到了控制。

如评价对象是县（市、旗），则县（市、旗）所辖全部病区乡（镇）达到病区乡（镇）控制指标，即可判定病区县（市、旗）得到控制。

如评价对象是省（区、市），则省（区、市）所辖全部病区县（市、旗）达到病区县（市、旗）控制指标，即可判定病区省（区、市）得到控制。

全国所有病区省（区、市）都达到控制标准，则可判定全国大骨节病得到控制。

注：检出率是指被调查的人群总数中大骨节病患者出现的百分率。

61. 大骨节病消除标准是如何规定的

2012年1月,国务院办公厅转发原卫生部、发展改革委、财政部编制《全国地方病防治"十二五"规划》,提出到2015年实现基本消除重点地方病危害目标。为规范重点地方病控制和消除评价工作,原国家卫生计生委制定了《重点地方病控制和消除评价办法》。其中,详细规定了大骨节病消除评价标准和办法。

(1)消除标准:①技术指标:以病区村(自然村或行政村)为单位,近5年内2次病情调查,7～12周岁儿童无临床病例,X线检查阳性检出率≤3%,无手部骨端改变病例。②组织管理:防治工作组织管理各项指标评分合计达85分及以上。

(2)评价结果判定:①被抽取病区村达到消除标准的2项指标要求,可判定该病区村达到消除标准。如其中1项指标不符合要求,则判定该病区村未达到控制或消除标准。②如被评价乡(镇)所抽查病区村全部达到消除标准,可判定该乡(镇)达到消除标准,否则判定该乡(镇)未达到消除标准。③如被评价县(市)所抽查病区村全部达到消除标准,可判定该县(市)达到消除标准,否则判定该县(市)未达到消除标准。

62. 我国大骨节病的防控目标是什么

持续消除大骨节病危害是我国大骨节病防控的终极目标。

2018年11月29日，国家卫生健康委、国家发改委等10个部委，联合下发了《地方病防治专项三年攻坚行动方案（2018—2020）》（国卫疾控发[2018]47号）（以下简称《行动方案》）。《行动方案》明确提出了三年攻坚行动的总目标是："助力国家脱贫攻坚，到2020年底，持续消除碘缺乏危害，保持基本消除燃煤污染型氟砷中毒、大骨节病和克山病危害，有效控制饮水型氟砷中毒、饮茶型地氟病和水源性高碘危害，有效控制和消除血吸虫病危害，防治目标与脱贫攻坚任务同步完成"。

治疗和康复篇

63. 如何诊断大骨节病

大骨节病可根据病区接触史、症状和体征以及手部
X 线拍片所见掌指骨、腕关节骨性关节面、干骺端
先期钙化带的多发对称性凹陷、硬化、破坏及变形
等改变并排除其他相关疾病进行诊断。

指骨远端多发对称性 X 线改变为本病特征性指征。

64. 大骨节病能治好吗

大骨节病发病主要在儿童期,大骨节病的重点在于预防,尽可能在病因水平控制新发病例的出现。儿童大骨节病早期病例采取相应防治措施,如迁离病区等,多数病例可以痊愈。

如果早期未能及时干预,当病情继续进展出现关节增粗、变形乃至畸形时,目前尚无有效治愈方法。一旦出现大骨节病的典型症状即需要通过对症治疗进行干预。通过对症治疗缓解疼痛、延缓病情进展、改善患者关节功能、提高患者生活质量。随着现代医学的发展,晚期大骨节病患者的生活质量得到了明显的改善。

65. 大骨节病早期病例可以自愈吗

大骨节病早期病例如果脱离致病因子作用是完全可以自愈的。

我国对大骨节病研究的重要发现之一是对早期大骨节病病理变化和病程转归自愈的观察。大量数据、资料表明,在临床出现关节改变之前有大骨节病特征性 X 线改变者被称之为早期病例,即不具有典型临床体征而具有早期大骨节病特征性 X 线改变者。

现场调查证明,在活跃病区重病村儿童大骨节病早期病例 X 线检出率可达 60％～80％,甚至 90％,但是可确认的临床 I 度及以上患者一般不超过 50％,这类病区早期病例 X 线检出率总是高于临床查体检出率,可以理解为超出部分中的绝大部分恰好是尚未见临床改变的 X 线水平的早期病例。

此种 X 线水平的早期病例病变,尤其是干骺端的病变,如致病因子不再继续作用人体,即使不给任何有效治疗措施,机体本身也会将已破坏了的骨质修复到正常的骨质结构,这就是通常所称的自然治愈。干骺端改变在 3～6 个月的时间里,自然治愈率低者 20％,高者可达 80％。而骨骺、骨端的改变修复较慢,甚至不能修复而进展、转化为临床病例。

66. 大骨节病的治疗原则是什么

治疗大骨节病的原则可以总结为预防为主、控制病情进展，早期治疗、对症治疗、改善功能、提高生活质量。

（1）预防为主。应该从疾病的发病环节入手，采取有效的预防手段从根源采取干预措施。

（2）针对有疼痛症状和关节畸形，但尚未明显影响生活质量的患者，可通过综合干预的方式控制疼痛，如药物、理疗和支具治疗等。

（3）针对功能受限的患者，需要评估其功能年龄、生活状态和功能受限程度，对于功能要求不高且年龄较大的患者可采用对症治疗，而对于功能要求高且较年轻的患者可以考虑通过手术干预的方式恢复关节的活动范围，满足日常生活需求。

（4）无论疾病的严重程度如何，大骨节病治疗的最终目标是提高患者的生活质量。故有利于提高患者生活质量的干预措施都可以作为尝试性治疗手段。

67. 大骨节病的治疗方法有哪些

大骨节病的治疗方法分为两大类，即保守治疗方法和手术治疗方法。

（1）保守治疗方法：保守治疗包括口服或外用药物治疗（西药和中药等）和物理治疗（理疗和支具等）。

常用的非甾体抗炎药物可以缓解关节疼痛、减缓关节恶化速度、提高生活质量及患者的满意率。然而，在应用非甾体抗炎药物时需要综合考虑患者整体情况和伴随疾病类型，以免出现胃肠道反应、肝肾损伤、血液系统损伤等不良反应。针对合并有严重内科疾病的患者可以选择 COX-2 抑制剂或局部外用非甾体抗炎药物等。

（2）手术治疗方法：手术治疗包括关节内游离体摘除术、关节置换手术、关节矫形手术、关节镜手术和姑息性手术等。

关节内游离体摘除术不适用于关节间隙明显狭窄、畸形导致的关节活动受限者。

人工关节置换术目前针对大关节应用较多。其中，髋、膝关节的置换技术更加成熟，对患者的生活质量改善明显。针对小关节的关节置换手术亦有开展（如手关节、跖趾关节等），但疗效仍需大样本的临床研究去验证。

关节矫形手术适用于那些关节内畸形不明显而关节外畸形明显的患者。该手术能够恢复关节的力线、改善关节功能。常见的关节矫形手术包括截骨术和外固定架手术，前者通过切开截骨、钢板内固定的方式即可调整肢体力线，而后者通过长期外固定架调整逐渐恢复肢体力线或长度。

当然通过外科手术治疗肢体畸形的手术技术还有很多，总的外科治疗原则应以患者特征和需求以及解剖学异常为基础综合考虑，选择适宜的手术方案。

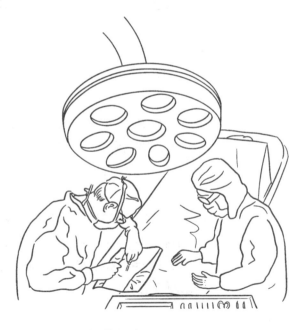

图 16　手术治疗大骨节病示意图

68. 大骨节病患者的物理治疗方法有哪些

物理治疗的适应证为存在疼痛及关节病变,但关节功能尚可且不愿接受手术的患者。

治疗方法包括运动治疗、微波或冲击波疗法、支具治疗、矫形鞋垫等。

现有研究认为运动治疗是通过提高关节周围肌肉力量从而代偿关节本身的应力进而缓解症状和减缓疾病进展的物理治疗方法。当然,还有理论认为运动治疗可以通过改变痛觉传输而缓解疼痛。

微波或冲击波疗法有改善症状和促进软骨再生的报道,在大骨节病领域的应用不多。

支具治疗的直接作用是稳定关节、改善力线、减缓畸形的发展。在关节稳定、力线调整的基础上缓解症状、改善功能。

矫形鞋垫的使用主要针对累及膝关节的早期大骨节病患者,最终的目的是在未发生关节力线改变之前或发生力线改变之初,通过鞋垫的力线调整作用来预防关节畸形的进展。

69. 大骨节病患者怎样进行日常护理

（1）初期或轻症患者注意休息，适当活动；晚期重症患者卧床休息，但要预防压疮、肺感染及深静脉血栓形成等并发症。

（2）给予营养丰富的饮食，宜多样化。

（3）关节疼痛者可局部热敷或外用药物，减少关节活动，避免受凉，冬季可用棉垫保护肘、膝、踝关节。

（4）以受损关节附近穴位为主，可强刺激或配合电针、针灸。

（5）大骨节病患者思想负担重、压力大，要加强健康教育，鼓励患者树立战胜疾病的信心，坚持治疗与锻炼。

（6）手术治疗的患者拆线即可出院，但关节功能尚未完全恢复应给予必要的指导，以避免不当的活动影响治疗效果。

70. 大骨节病患者需要辅助工具吗,如何选择

对于大骨节病患者来说,一些简单的日常活动可能并不简单,比如,拿水杯、握笔、穿衣服、个人洗漱、穿鞋等等这样的小事情常会让人很头疼。而对于关节活动严重受限的大骨节病患者来说,走路、上厕所等活动更是难上加难,让人沮丧。

请别灰心! 随着国家社会经济的发展,我们可以通过一些辅助工具帮你搞定这些问题。比如走路,可使用手杖、拐杖、步行器等辅助工具; 买无带(扣)的"懒人鞋"、穿袜辅助器和鞋拔能帮你轻松穿上袜子和鞋而不用弯腰"够"脚; 简易坐便器、坐便椅让你更容易坐下和站起。

在选择辅助工具时也要根据自身的情况,咨询专业人员,选择合适的辅助工具,否则,即使是简单的手杖,若高度不合适就可能造成反效果。

71. 治疗大骨节病的药物有几类

药物治疗在大骨节病治疗中占有重要地位,治疗大骨节病的药物主要有三类。

(1)减轻局部症状的药物:目前临床上对成人大骨节病的止痛治疗药物,有外用药物和口服药物。

(2)软骨营养类药物:人们常用的软骨营养类药物多为氨基葡萄糖和硫酸软骨素。

氨基葡萄糖是人体内合成的物质,是形成软骨细胞的重要营养素,是健康关节软骨的天然组织成分。研究表明,大骨节病患者体内氨基葡萄糖缺乏,关节软骨不断退化和磨损。氨基葡萄糖可以帮助修复和维护软骨,并能刺激软骨细胞的生长。

硫酸软骨素是一种无毒害作用的营养物质,具有免疫调节、黏膜保护、抗炎等作用,能够发挥弥补关节腔胶原分泌不足,缓解关节软骨损害,促进关节功能康复等功效;而且,其镇痛作用显著、持久,对于大骨节病疼痛等伴随症状具有良好的控制效果。

(3)润滑及营养关节软骨的药物:常用透明质酸,这类药物的作用可能是通过润滑营养关节面,降低关节滑液中炎性细胞因子水平,缓解临床症状,改善关节功能。临床研究表明,大骨节病患者的关节液润滑功能下降,吸收震荡的能力下降,透明质酸含量减少。注射透明质酸能够改善关节内环境,可减轻大骨节病关节静息痛、行走痛、关节肿胀和关节受限,缓解疼痛及提高关节功能。

72. 大骨节病药物治疗的注意事项有哪些

（1）非甾体类抗炎镇痛药应与食物同时服用或餐后服用,用温水送服,直位服用。

（2）用药期间不宜饮酒、吸烟。

（3）出现疑似不良反应时应立即停药。

（4）易发生胃肠道不良反应患者服用非甾体类抗炎镇痛药时应加用 H_2 受体阻断剂（如雷尼替丁、西咪替丁）和质子泵抑制剂（如奥美拉唑）。

（5）对心血管疾病高危患者,应综合考虑疗效和安全性因素后慎用非甾体类抗炎镇痛药。

（6）使用非甾体类抗炎镇痛药 2 周后效果不明显者,可更换其他同类非甾体类抗炎镇痛药。

（7）一般连续使用非甾体类抗炎镇痛药不宜超过 3 个月,如需继续治疗,应停药 2 周后再用药。

73. 如何选择外用药物

外用药物多为抗炎止痛药,常针对有口服药物禁忌的患者。如因胃肠道疾病或心血管疾病而无法耐受口服止疼药的患者,可以尝试使用外用止痛药。在选择外用药物时,需要注意如下几点:

(1)外用药物可与口服药物联合使用。在没有药物联合应用禁忌的前提下,为提高疗效可联合应用,如口服与外用非甾体抗炎药联用等。当然,对药物的联合应用需持谨慎的态度,以医生的处方和建议为准。

(2)阿片类外用药物的使用近年来逐渐增多,但在选用该药物时要重点评估患者的疼痛程度,以阶梯镇痛的原则选择药物。

(3)某些中药外用制剂的使用可能为大骨节病的治疗提供了选择,以控制症状为目的是药物应用的基本原则。

(4)外用药物的作用部位多为直接作用于患侧关节,但应用时需注意皮肤的完整性。

(5)某些阿片类贴剂的使用部位是上臂外侧,而作用部位在中枢疼痛感受器。

由于目前关于外用药物治疗大骨节病的研究报道不多,因此选择外用药物时仍建议参照医嘱。

74. 中医治疗大骨节病的渊源

大骨节病患者的主要症状是关节疼痛,常表现为白天缓解,夜间加重;气候温暖时缓解,寒冷时加重。因此,中医把这种病称为"痹症"或"骨痹病",指的是人体在湿气较大的寒冷环境中,出现四肢关节疼痛和麻木等症状。最早在公元前221年,即春秋战国时期的《黄帝内经》中就有"骨痹病"的记载。

由汉代著名中医张仲景所著的《金匮要略》和《伤寒杂病论》中也有类似的痹症描述。他在《金匮要略》中描述了属于痹症的"历节"病,其主要症状有:"诸肢节疼痛,身体魁羸(魁羸即关节增粗变形)","脚冷","病历节不可屈伸,疼痛"。张仲景认为"历节"病的成因之一在于饮食:"味酸则伤筋,筋伤则缓,名曰泄,咸则伤骨,骨伤则痿,名曰枯"。虽然饮食的酸碱与大骨节病无关,但现代研究人员证实大骨节病确与饮食有关。

《金匮要略》所载治疗"历节"病的部分中药桂枝、麻黄、白术、防风、附子等,至今中医仍用于治疗大骨节病,而且有较好效果。从症状、成因、用药三方面看,"历节"病应为包括大骨节病在内的现代西医所划分的以关节症状为主的几种疾病的通称。

75. 中医治疗大骨节病有哪些方法

中医在辨证论治的基础上,兼顾内外之因,对成人大骨节病有对症治疗的效果。

(1)中药:有文献报道一些中成药或方剂在成人大骨节病的对症治疗上取得了较好的疗效。大骨节病的中医症候类型分若干种,中药治疗需考虑具体的症候类型,遵医嘱选用。

(2)针灸治疗:可在病变部位针灸、艾柱及拔火罐治疗。直接作用于病变部位附近的穴位,效果明显,起效快,但需要多疗程治疗。

(3)按摩:在病变早期可用舒筋镇痛疗法,病变晚期可用伸筋疗法进行按摩。按摩较少单独使用,常配合其他中医治疗手段联合应用。

76. 大骨节病如何选择中成药治疗

大骨节病中成药治疗可参照《中医病证诊断疗效标准（ZY/T001，1–001.9–94）》中骨痹的诊断依据、证候分类、疗效评定，以及"十一五"国家科技支撑计划"中医（藏）药治疗大骨节病研究"的辨证分型最新成果。

（1）脾肾阳虚、寒湿阻络型

　　1）主症：①关节局部畏寒，冷痛肿胀沉重；②关节拘急，屈伸不利。

　　2）次症：①腰膝酸软无力；②神疲、畏寒肢冷；③肢体困重、小便清长；④面黄无华；⑤遇天寒雨湿之时发作或加重，得热则减，遇寒则增；⑥舌脉象：舌淡白，苔白或白腻，脉沉弦或紧。

　　3）治法：温肾健脾，祛寒除湿。

　　4）方药：麻黄加术汤合乌头汤为主，药用制川乌、制附片、麻黄、细辛、萆薢、干姜、肉桂和威灵仙等。

（2）肝肾亏虚、气滞血瘀型

　　1）主症：①关节局部紫黯，或发热，或拘急，腰膝酸软无力；②关节刺痛或胀痛，昼轻夜重，固定不移。

　　2）次症：①焦虑抑郁，健忘失眠，头晕目眩，食欲不振；②男子遗精，女子月经不调；③关节僵硬变形,或关节附近有硬结或瘀斑或面色晦暗;④神疲乏力,尿频,遇劳累时或情志变化时发作或加重;⑤舌脉:舌红或紫黯,或有瘀斑,少苔或无苔,或有裂纹,脉细或细数。

3)治法:补益肝肾,理气通络。

4)方药:独活寄生汤为主,药用熟地黄、鸡血藤、骨碎补、肉苁蓉、枸杞、延胡索、木瓜和白芍等。

（3）痰瘀互结型

1)主症:①关节疼痛,痛处固定,痛如锥刺;②关节漫肿,痛处不红,僵硬变形。

2)次症:①精神疲乏,形体肥胖,面色晦暗;②口干不欲饮,小便清长;③舌脉:舌质紫暗或有瘀斑,苔厚腻,脉涩。

具备主症2项并结合舌脉象或主症1项、次症1项及以上,结合舌脉象者即可诊断。

3)治法:祛痰通络。

4)方药:二陈汤合小陷胸汤为主,药用清半夏、干姜、肉桂、制麻黄、茯苓、川芎、路路通等。

77. 大骨节病患者能否采用关节腔注射治疗

目前,关于利用透明质酸注射治疗大骨节病患者膝关节病痛的报道较多。

透明质酸是关节液及软骨基质的主要组成部分,具有润滑关节、抵御感染、参与软骨修复等多种生理功能。

外源性透明质酸能补充或提高滑液中透明质酸的水平,增加关节液的黏稠性和润滑性,阻止炎性介质或软骨基质降解酶与软骨的接触,防止软骨基质破坏。
同时,透明质酸还可减少关节内炎性细胞数量、抑制炎性介质的分泌和扩散,减少滑膜的通透性及关节内渗液,同时还可抑制致痛物质产生,并能覆盖和保护痛觉感受器,迅速而持久地缓解关节疼痛、抑制软骨破坏、加速软骨合成代谢、稳定和修复关节软骨。

另外,注射透明质酸具有很好的安全性。

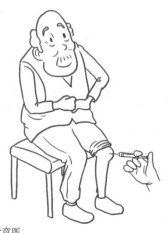

透明质酸注射常用于治疗骨关节炎,而中晚期大骨节病的关节软骨病理改变与骨关节炎基本相同。因此,关节腔注射透明质酸可以用于大骨节病患者的治疗。

图 17　膝关节透明质酸注射示意图

78. 大骨节病患者手术治疗的方法有哪些

手术类型常包括游离体摘除术、关节镜手术、人工关节置换术等。

（1）游离体摘除术。游离体是软骨脱落后的碎片游离于关节腔，导致关节疼痛、积液和关节绞锁。因此，针对出现关节疼痛、绞锁以及影像学检查证实有游离体存在的大骨节病患者可以行小切口微创游离体摘除术。

这种手术损伤小、易操作，患者痛苦轻，无需特殊设备，费用低，恢复快，易于在大骨节病病区推广。

（2）关节镜清理术。关节清理术是治疗中晚期大骨节病的有效方法。关节镜下清理膝关节，创伤小、出血少、恢复快，术后7~10天可下地行走，延缓人工关节置换时间，减少人工关节置换术后翻修次数。

对于不接受关节置换手术的患者来说，该手术能摘除游离体、修复关节软骨、切除炎症滑膜，缓解疼痛，改善关节功能。

（3）关节置换术。有学者采用后稳定型全膝关节置换术治疗成人大骨节病膝关节病变，可有效矫正内外翻、屈曲、内旋混合畸形，缓解疼痛，重建膝关节功能，近期疗效

（4）关节融合术。还有学者根据成人大骨节病的严重程度进行关节矫形或关节融合术等手术取得一定的疗效。

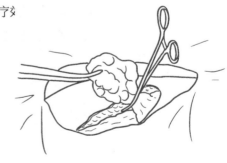

图18　手术摘除关节腔内游离体示意图

79. 什么样的患者适合进行人工关节置换术

（1）膝关节置换术：适用于膝关节内较大骨质破坏及大范围的软骨损伤，单纯关节镜手术处理较困难，术后并不能显著减轻关节疼痛，难以增加膝关节活动度的患者。因此，对于晚期大骨节病患者，膝关节合并严重内外翻、屈曲畸形、旋转混合畸形、下肢力线异常，采用常规非手术治疗很难奏效，可考虑关节置换手术治疗。

严重大骨节病患者的膝关节畸形常表现为关节粗大合并半脱位，股骨髁、胫骨平台存在不同程度骨缺损伴骨质向周围呈瘤样增生，骨质硬化。由于大骨节病患者肢体短小，因此在大骨节病患者假体选择方面，需在术前进行 X 线评估，选择合适型号的关节假体。

据报道，成人严重膝关节大骨节病患者通过全膝关节置换可显著减轻膝关节疼痛症状，纠正关节畸形，改善膝关节功能，提高患者生活质量。

（2）髋关节置换术：累及髋关节的大骨节病患者可出现严重的疼痛、畸形及活动受限，甚至出现髋关节纤维性或骨性强直，在目前可供选择的治疗方案中，全髋关节置换术在缓解疼痛、改善功能以及纠正畸形方面疗效确切。因大骨节病患者的平均身高较低，故多使用小号的髋关节假体。

另外，因成人大骨节病患者年龄多为中年，所以选择假体摩擦界面时应适当注意，建议使用陶瓷对高交联聚乙烯或者陶瓷对陶瓷界面，以期望获得更长的使用时间。当多关节受累时，可采用多关节同期或分期置换的方式进行处理。

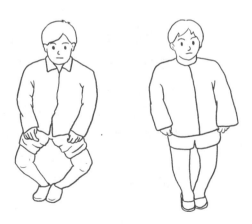

图19　大骨节病患者膝关节手术治疗前后对比示意图
（左图为治疗前，右图为治疗后）

80. 膝关节置换术后应注意什么

膝关节置换术后,最基本的要求是恢复关节活动范围和提高关节周围肌肉力量。

(1)肌力训练:术前患者由于患膝疼痛、水肿、关节活动受限常导致股四头肌及腘绳肌有不同程度的肌肉萎缩、肌力下降,腘绳肌和股四头肌之间的力量不平衡,加上手术损伤膝关节周围组织,进一步削弱膝关节周围肌肉力量,破坏了关节的稳定性。

肌力训练对于维持关节稳定性,恢复关节功能,减轻关节负载,避免假体松动都具有重要意义。所以,学者们认为肌力训练是术后康复最重要的部分。

人工关节置换术后要尽早开始肌力训练,术后第1天即开始在无痛的情况下进行患肢距小腿关节全范围屈伸运动,股四头肌、腘绳肌及臀肌的等长收缩练习。以后,根据患者的情况酌情不断增加练习的频率、强度及进行抗阻肌力练习,使患者的肌力尽早得以恢复,同时早期肌力训练可以促进下肢血液循环,防止深静脉血栓形成。

(2)被动关节活动训练:通常建议术后疼痛减轻后即可行被动关节活动范围训练,并嘱患者在可耐受的情况下进行患膝的主动活动范围训练。

持续被动运动仪（CPM仪）可用于膝关节人工关节术后康复，能使关节进行较长时间的持续缓慢被动活动，可改善局部血液、淋巴循环，还可以消肿止痛、防治关节挛缩、促进关节韧带和肌肉的修复。

关节置换术后关节本体感觉必将受到损害，术后固定也降低了关节周围的肌肉、肌腱及韧带的本体感觉，这将导致关节运动的控制能力、姿势的校正及平衡的维持能力均有所下降。所以，术后关节的肌力训练有助本体感觉的恢复。

81. 髋关节置换术后应注意什么

髋关节置换术后注意事项主要有以下几点：

（1）防止各种并发症的发生：如呼吸系统和泌尿系统感染、下肢静脉栓塞和水肿、髋关节脱位等。其中，坠积性肺炎、泌尿系感染、下肢深静脉血栓形成等并发症多因长期卧床引起，故早期活动有利于降低并发症的发生率。

（2）恢复患肢关节的活动度及肌力：尤其对关节周围肌群的训练尤为重要，可以尽早恢复外展肌的肌力，防止关节脱位。

（3）平稳及步行方法的训练：髋关节置换术后，由于肢体长度的改变以及骨盆的代偿变化可能引起短期内出现行走不适。鼓励早期下地、平稳步行，可以尽早恢复正常步态，有利于躯干和其他关节的健康。

（4）日常生活能力的提高：髋关节的功能不仅包括行走，还会影响躯体平衡。通常患有髋关节疾病的患者常出现骨盆倾斜，以代偿髋部病变引起的疼痛或畸形。因此，髋关节术后的康复直接关系到人体正常的生活能力。

（5）其他注意事项：髋关节置换术后功能训练首先要防止髋关节脱位，所以必须了解手术切口的类型，才能知道术后髋关节可以活动的范围及其禁忌。采用后侧手术切口的患者，应避免屈曲、内收、内旋，特别是髋关节屈曲内收内旋的联合动作；采用侧方或前侧方手术切口的患者，应避免过度伸展、内收、外旋，特别是髋关节的伸展内收外旋的联合动作。以此为前提，尽量让患者锻炼髋关节周围肌肉和股四头肌肌力，同时教育患者如何正确使用步行器、拐杖等辅助器。

82. 大骨节病的患者能不能进行爬山运动

不建议大骨节病患者进行爬山运动。

对于老人和关节病患者来说爬山运动都不是一个很好的运动方式。爬山属于负重运动,腰部以下的关节都要承受自己身体的重量,尤其膝盖受力最多。当身体爬阶向上时,膝盖负担的重量会瞬间增为平常的4倍左右。爬山时膝盖除了承重增加,还要前后移动、侧向扭转,尤其膝关节前端的髌骨部位承受压力最大,对半月板等关节软组织也会造成磨损。爬山时,有一只腿从弯曲到伸直的过程,会加速关节软骨的退化和磨损。大骨节病患者本身就有关节软骨的损伤,爬山会加重其病情。

83. 大骨节病患者能不能进行家务和生产劳动

大骨节病患者不适宜进行繁重家务劳动和生产活动。

大骨节病本身即可导致患者关节损伤,劳动能力下降。此外,大骨节病常伴有老年性骨关节炎、骨质增生等并发症,繁重家务劳动和生产活动会机械地刺激而加重关节软骨的损害,使病情加重。所以,大骨节患者尽量不要进行繁重家务劳动和生产活动。

84. 大骨节病患者如何进行关节活动训练

针对大关节的运动训练主要包括有氧训练、神经肌肉控制训练以及放松训练。

有氧训练的目的是激活全身肌肉、关节周围血运充盈,如自行车训练。

神经—肌肉控制训练包括仰卧抱膝踢腿训练、夹球训练、弹力带强化训练、俯卧屈膝训练、平板支撑训练、关节力线姿势导向控制训练、膝关节后前向滑步、膝关节内外侧副韧带强化训练等。

放松训练包括髂胫束放松训练、内收肌放松训练、推髌骨训练等。

85. 大骨节病患者平时如何保护关节

大骨节病患者在运动及日常生活中,必须随时注意保护关节,减少关节的负荷,以尽可能地延缓病情进展。保护关节的要点如下:

（1）少使用关节,应避免抬举重物,尤其是用力过急。避免做不可停止的动作或节奏过快的动作。

（2）保护关节的功能位置。膝关节功能位完全伸直,肘关节功能位是屈曲90°位,关节伸屈时勿使肌腱、韧带和关节本身受到过度牵扯、摩擦和挤压。养成经常使关节充分舒展的习惯。

（3）适时改变姿势或活动关节,使关节维持良好的新陈代谢,也可避免关节变得僵硬。一般建议同一姿势不宜持续1小时以上。膝或髋关节受累患者应避免长久站立、跪位和蹲位。

（4）可利用手杖、步行器等协助活动。行动时应小心谨慎防止滑倒、跌伤或扭伤。

（5）当关节疼痛时应停止活动,使关节有充分的休息。关节情况良好时,应从事适当的运动,以增进肌力及关节活动度。

（6）天气寒冷时注意关节保暖。

（7）肥胖患者应减轻体重,避免关节的过度负荷。

附
件

大骨节病防治健康教育核心信息

1. 大骨节病是一种地方性、多发性、变形性骨关节疾病。其分布在我国从川藏到东北的狭长地带,涉及 14 个省(自治区、直辖市)。

2. 大骨节病发病主要在儿童期,发病早期可有骨关节疼痛,手指弯曲或指末节下垂。

3. 大骨节病轻者关节粗大、疼痛、活动受限,重者身材矮小、关节畸形,丧失劳动能力和生活自理能力,终生残疾。

4. 防治大骨节病的关键在于预防。

5. 大骨节病病区可因地制宜地采取旱田改为水田,改主食玉米为大米或改种蔬菜或经济作物或在适宜的山区,退耕还林、退耕还牧或搬迁,主食粮食由市场购买。

6. 在大骨节病病区推广科学种田,快收快打、防霉防潮、干燥贮藏。

7. 大骨节病发病与居住环境易导致粮食中致病因子超常聚集、生活水平低下有密切关系。致病因子初步认定是真菌毒素。

8. 大骨节病的关节增粗、变形,目前还没有确切、特异、有效的治疗方法,原则上可参考现行骨关节炎的治疗方法。

图书在版编目（CIP）数据

大骨节病 / 孙殿军主编. —北京：人民卫生出版
社，2019
（"三区三州"健康促进科普丛书）
ISBN 978-7-117-28622-0

Ⅰ. ①大… Ⅱ. ①孙… Ⅲ. ①大骨节病－防治 Ⅳ.
①R684.1

中国版本图书馆 CIP 数据核字（2019）第 126391 号

人卫智网 www.ipmph.com 医学教育、学术、考试、健康，购书智慧智能综合服务平台
人卫官网 www.pmph.com 人卫官方资讯发布平台

书　　名　"三区三州"健康促进科普丛书——大骨节病
主　　编　孙殿军
出版发行　人民卫生出版社（中继线 010-59780011）
地　　址　北京市朝阳区潘家园南里 19 号
邮　　编　100021
E - mail　pmph @ pmph.com
购书热线　010-59787592　010-59787584　010-65264830

印　　刷　三河市博文印刷有限公司
经　　销　新华书店
开　　本　850×1168　1/32
印　　张　4
字　　数　103 千字
版　　次　2019 年 8 月第 1 版　2019 年 8 月第 1 版第 1 次印刷
标准书号　ISBN 978-7-117-28622-0
定　　价　23.00 元

打击盗版举报电话: 010-59787491　E-mail: WQ @ pmph.com
（凡属印装质量问题请与本社市场营销中心联系退换）

57检

"三区三州"健康促进科普丛书

艾滋病　结核病　包虫病　大骨节病

了解疾病，正视疾病，
远离疾病，维护健康！

策划编辑　朱双龙
　　　　　成丽丽
责任编辑　王　缔
　　　　　王　超
书籍设计　郭　淼
责任版式　刘　茜

关注人卫健康
提升健康素养

人卫智网
www.ipmph.com
医学教育、学术、考试、健康，
购书智慧智能综合服务平台

人卫官网
www.pmph.com
人卫官方资讯发布平台

ISBN 978-7-117-28622-0

9 787117 286220 >

定价: 23.00元